LES EAUX SULFUREUSES

DANS

LES MALADIES CHRONIQUES

DU NEZ, DE L'OREILLE, DU PHARYNX ET DU LARYNX

PAR

LE Dr HENRY LAJAUNIE

Ancien externe des hôpitaux de Paris.

Médaille de l'Assistance publique.

Médecin consultant aux Eaux d'Ax.

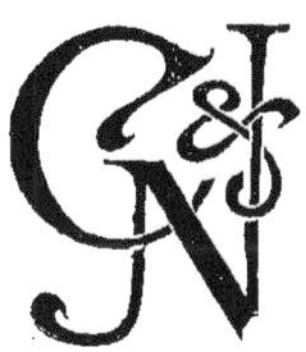

PARIS

GEORGES CARRÉ ET C. NAUD, ÉDITEURS

3, RUE RACINE, 3

1898

LES

EAUX SULFUREUSES

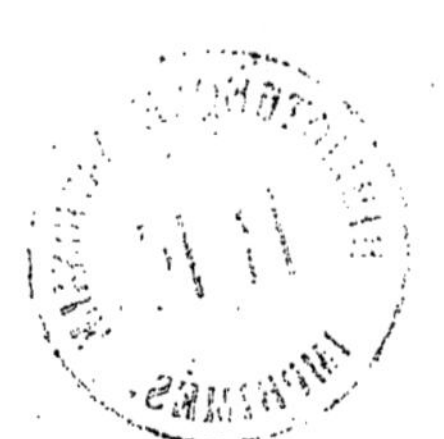

LES EAUX SULFUREUSES

DANS

LES MALADIES CHRONIQUES

DU NEZ, DE L'OREILLE, DU PHARYNX ET DU LARYNX

PAR

LE Dr HENRY LAJAUNIE

Ancien externe des hôpitaux de Paris,

Médaille de l'Assistance publique,

Médecin consultant aux Eaux d'Ax.

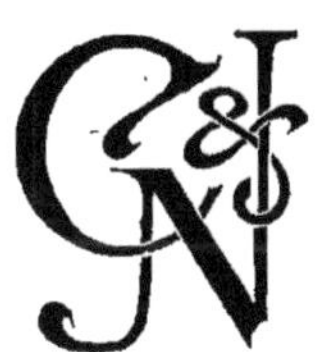

PARIS

GEORGES CARRÉ ET C. NAUD, ÉDITEURS

3, RUE RACINE, 3

1898

INTRODUCTION

L'idée de cette étude nous a été inspirée par M. le docteur Castex, chargé du cours de rhinologie, de laryngologie et d'otologie à la Faculté de Paris. Qu'il veuille bien recevoir ici l'expression de notre vive gratitude pour le haut enseignement que nous avons puisé à l'école de cet excellent maître dont les conseils nous ont été extrêmement précieux.

Le titre de notre travail indique suffisamment le but que nous nous sommes proposé ; nous avons pensé, en effet, qu'il pouvait être intéressant pour le médecin spécialiste d'étudier quels étaient les services que l'on pouvait attendre de l'emploi des eaux minérales sulfureuses dans le traitement des maladies chroniques du nez, de l'oreille, du pharynx et du larynx.

Mais avant de rechercher les indications de cette thérapeutique, nous croyons indispensable d'étudier le médicament lui-même. Dans la première partie, nous nous appliquerons à connaître sa nature, ses effets physiologiques et thérapeutiques, et enfin ses modes d'emploi usités dans les stations balnéaires. Le humage et l'inhalation, qui s'adressent indistinctement à toutes les affections des voies aériennes, seront l'objet d'une étude particulière ; et dans les chapitres suivants, nous nous arrêterons plus longuement sur les procédés hydriatiques locaux qui se rapportent aux maladies spéciales.

Nous diviserons notre travail en six parties :

I. Notions générales sur les eaux sulfureuses.

II. Humage et inhalation.

III. Application des eaux sulfureuses au traitement des maladies du nez.

IV. Application des eaux sulfureuses au traitement des maladies du pharynx.

V. Application des eaux sulfureuses au traitement des maladies du larynx.

VI. Application des eaux sulfureuses au traitement des maladies de l'oreille.

LES EAUX SULFUREUSES

DANS LES MALADIES CHRONIQUES

DU NEZ, DE L'OREILLE, DU PHARYNX ET DU LARYNX

CHAPITRE PREMIER

NOTIONS GÉNÉRALES

SUR LES EAUX SULFUREUSES

Les *eaux sulfureuses* sont des eaux minérales qui contiennent soit de l'hydrogène sulfuré, soit un sulfure de sodium, de calcium ou de potassium. Mais si, par définition, leur étude apparaît simple, on est vite frappé de sa complexité quand on s'aperçoit que ces émergences naturelles contiennent une foule de substances minérales ou organiques en dehors du principe essentiel. C'est précisément cette variété infinie dans la composition de ces eaux qui fait qu'elles sont souvent mal connues, car il ne faut pas oublier que le titre d'eau sulfureuse n'est en somme qu'une étiquette abritant un grand nombre d'eaux différentes, qui, pour contenir le principe sulfureux n'en offrent pas moins souvent une profonde dissemblance dans leur composition et dans leurs effets. Il en est des eaux sulfureuses comme des plantes d'une même famille, où le même nom générique abrite des individus si différents par leur nature et leurs produits. Comme le botaniste a procédé dans l'étude des végétaux, l'hydrologue a échafaudé une classification des eaux minérales sur un caractère dominant, groupant ainsi dans une même famille certaines eaux qui ne contiennent que le principe sulfureux et d'autres au contraire, où ce principe n'est que surajouté et même totalement transformé.

« Il est impossible, dit Durand-Fardel, de n'être pas saisi d'étonnement en considérant les nuances infinies offertes par ces émergences innombrables, qui réalisent les formes les plus diverses aux dépens d'un principe commun. Ces types différents n'appartiennent pas seulement à des localités distinctes ou à des groupes séparés. Ils se produisent également dans les sources les plus voisines d'un même groupe, et encore dans une même source, suivant qu'on la prend à une distance différente de son lieu d'émergence. »

A cette grande variété de sources, à cette série complexe des transformations vraiment protéiques, que chacune de ces émergences peut subir, ajoutons encore les divers modes d'administration et nous aurons suffisamment mis en lumière les nombreux facteurs qui rendent difficile la solution du problème que nous nous sommes proposé : les applications des eaux sulfureuses, leurs indications dans les maladies du nez, du pharynx, du larynx et des oreilles.

Nous étudierons donc :

1° Les eaux sulfureuses en général et les grands caractères physiques ou chimiques qui les différencient entre elles ;

2° Leur action physiologique et thérapeutique avec leurs effets locaux et leurs effets généraux;

3° Les procédés thérapeutiques ou modes d'emploi.

I. — CLASSIFICATION DES EAUX SULFUREUSES

Les eaux sulfureuses ont en général une faible minéralisation; leur odeur est celle d'œufs pourris, et elle est d'autant plus marquée, qu'elles renferment une plus grande proportion d'hydrogène sulfuré libre; leur goût varie avec les sels qu'elles tiennent en dissolution. Quand elles sourdent, elles sont la plupart du temps incolores, et si quelques-unes ont l'aspect lactescent, elles doivent cette propriété physique aux transformations chimiques que subit le principe sulfureux au contact de l'air. Leur température est extrêmement variable, de 10° à 75° et plus; avec elle change la quantité d'acide sulfhydrique dissous, plus abondant en général dans les sources froides.

La classification des eaux sulfureuses que donne M. de la Harpe, nous paraît juste en même temps que simple, et c'est pourquoi nous l'adoptons en y apportant néanmoins quelques modifications, notamment une subdivision à la famille des sulfurés sodiques, parmi lesquelles on trouve des différences assez tranchées pour les répartir en deux sous-familles, addition qui nous a été suggérée par la lecture de M. Auphan dans *Eaux sulfureuses des Pyrénées* (1).

Première famille. — *Eaux sulfurées sodiques*, comprenant deux sous-familles :

(1) V. Auphan. *Eaux sulfureuses des Pyrénées*, p. 17. Alais, 1897.

Première sous-famille. — *Eaux sulfurées sodiques à principe fixe;*

Deuxième sous-famille. — *Eaux sulfurées sodiques dégénérées alcalines.*

Deuxième famille. — *Eaux hydrosulfurées*, comprenant deux sous-familles :

Première sous-famille. — *Eaux hydrosulfurées calciques;*

Deuxième sous-famille. — *Eaux hydrosulfurées chlorurées.*

Les eaux *sulfurées sodiques* présentent les caractères communs suivants : elles renferment du sulfure de sodium, peu d'hydrogène sulfuré libre, une forte proportion d'azote qu'elles tiennent en dissolution. Elles contiennent beaucoup de barégine; leur température est en général élevée. Elles émergent presque toutes des terrains primitifs (eaux sulfurées primitives), sont spéciales à la région pyrénéenne et par suite se trouvent parfois à de grandes altitudes. D'après Durand-Fardel, il y a lieu d'envisager dans cette variété deux facteurs primordiaux, le soufre et le sodium, qui sont les points de départ de tous les phénomènes chimiques successifs ou définitifs. Par des affinités chimiques, dans le fond desquelles nous n'entrerons pas, ils aboutissent, le premier à la formation d'hydrogène sulfuré, de polysulfure, de soufre en nature, acide hyposulfureux, sulfureux et sulfurique; le second, le sodium, se combine aux acides qui le côtoient pour former des sels. Chaque groupe et chaque source se partagent inégalement l'aptitude à chacun de ces changements.

Dans la première sous-famille, rentrent les eaux que M. Auphan classe dans le *groupe occidental des Pyrénées*. D'après lui, elles se distinguent par leur minéralisation, constituée surtout par les chlorures et les sulfates à base de soude et la fixité de leur principe sulfureux. Enfin elles sont moins alcalines que les eaux sulfureuses de la deuxième sous-famille. On peut ranger dans cette catégorie (1) :

Argelès-Gazost,	Cauterets,
Bagnères-de-Luchon,	Eaux-Bonnes,
Barèges,	Eaux-Chaudes,
Barzun,	Labassère,
Cadéac,	Saint-Sauveur, etc...

Dans la deuxième sous-famille, nous comprenons les eaux dites du « groupe oriental des Pyrénées » (Auphan). Dans leur minéralisation, il faut faire une large part au silicate de soude qui, joint au principe sulfureux, donne à ces eaux une forte alcalinité. De plus, chez elles, ce principe sulfureux se transforme très rapidement au contact de l'air en sulfites et hyposulfites. Les principales stations qui se rattachent à cette classe sont :

Amélie-les-Bains,	Molitg,
Ax-les-Thermes,	Olette,
La Preste,	Le Vernet, etc...

Ces différences établies ne visent évidemment que la majorité des sources d'une même station, car il nous

(1) Marlioz peut être également compris dans cette sous-famille.

serait facile de montrer que certaines localités appartenant au *groupe oriental*, possèdent une ou plusieurs sources qui rappellent en tous points celles du *groupe occidental*, et *vice versa;* c'est ainsi, par exemple, que Cauterets et Ax ont entre elles de grandes analogies, bien qu'appartenant l'une et l'autre à un groupe différent ; mais l'exception ne saurait infirmer la règle.

Les *eaux hydrosulfurées* contiennent une notable quantité d'hydrogène sulfuré libre et souvent des sulfures. L'azote en est absent ou s'y trouve en faible quantité ; l'acide carbonique le remplace la plupart du temps. Elles sont en général froides et sourdent des terrains de transition (*eaux sulfureuses secondaires*).

Les *hydrosulfurées calciques* sont principalement minéralisées par le sulfate de chaux et contiennent parfois du sulfure de calcium. Nous citerons dans ce groupe :

Aix-les-Bains,	Enghien,
Allevard,	Pierrefonds,
Baden,	Saint-Honoré,
Cambo,	Schinznach, etc...

Les *eaux hydrosulfurées chlorurées* contiennent une quantité parfois notable de chlorure de sodium : Uriage, par exemple, où l'analyse décèle 6 gr. de ce sel par litre. Certaines de ces sources sont chaudes. Nous comprenons dans les sulfurées chlorurées :

Aix-la-Chapelle,	Saint-Gervais,
Challes,	Uriage.

Pour rendre ses droits à chacune de ces stations, il faudrait énumérer leurs caractères particuliers; mais nous n'entrerons pas dans ces détails, car nous estimons que ces quelques notions générales sont bien suffisantes pour le développement du sujet qui nous occupe.

II. — ACTIONS PHYSIOLOGIQUES ET THÉRAPEUTIQUES DES EAUX SULFUREUSES

Les différences que nous venons de marquer entre les eaux sulfureuses, au point de vue chimique, laissent entrevoir que les effets thérapeutiques doivent varier avec l'analyse de ces sources, et il semble que, pour être rationnel, nous devons passer en revue les actions propres à chacune d'elles. Pour donner une description juste et précise de cette physiologie thérapeutique, ce procédé semble logique; il deviendra nécessaire, si nous disons que l'analyse est impuissante à expliquer tous les résultats, qu'elle ne décèle sans doute pas, certains principes incorporés à ces eaux par un long passage à travers les couches superposées du sol et que nous ne connaissons pas non plus, les réactions moléculaires que ces divers principes, connus ou ignorés, ont pu exercer les uns sur les autres, au sein et à la surface de la terre, sous des températures et des pressions énormes que nos investigations sont impuissantes a évaluer. Durand-Fardel, se basant sur ces considérations, nous dit (1) : « Une eau minérale représente un tout, dont il n'est permis, pour l'étude analytique des effets qui s'y rapportent, de détacher aucune des parties dont elle se compose...

(1) *Annales d'Hydrologie*, t. III.

Quelles que soient les formes que le principe sulfureux revête : soufre, sulfures, sulfites, hyposulfites, hydrogène sulfuré, le soufre est toujours là, élément aussi essentiel que le bicarbonate de soude dans les bicarbonatées sodiques. Or, si nous retrouvons dans les applications maîtresses des eaux sulfurées aux affections de l'appareil respiratoire et aux dermatoses, un reflet de l'emploi du soufre dans la thérapeutique commune, il n'est pas nécessaire d'insister sur l'impuissance de ce médicament isolé vis-à-vis des nombreuses et considérables applications de la médication thermale sulfurée, applications de surface et applications constitutionnelles. »

Mais nous ne pouvons entrer dans une description aussi détaillée, sans risquer de nuire à la clarté et à la simplicité de notre étude ; nous nous contenterons des grands caractères qui différencient chaque groupe et qui, à eux seuls, peuvent, à notre avis, déterminer l'indication ou la contre-indication pour un cas donné, la direction de la cure revenant au médecin consultant, qui seul possède la connaissance intime des diverses ressources thérapeutiques de la station.

Nous décrirons :

1° Les *effets locaux ;*
2° Les *effets généraux.*

Effets locaux. — La question capitale qui se pose à cette place, est celle de l'excitation locale provoquée par l'emploi local de l'eau sulfureuse, car les auteurs admettent généralement que cet agent thérapeutique procède par *irritation substitutive.* « L'action substitutive (1) est une action directe qui opère au contact de l'eau sur les surfaces malades... Le but de cette médication est de déterminer, dans la partie malade, une excitation qui en change les conditions de vitalité et de maintenir cette excitation assez longtemps, pour que l'état antérieur ne se reproduise pas lorsqu'on cesse les applications thérapeutiques. » Ce moyen curateur s'exerce sur les plaies, les éruptions cutanées et notamment sur les catarrhes chroniques des muqueuses accessibles à l'aide des diverses pratiques externes : les bains, le gargarisme et les diverses douches locales.

Il est donc de la plus haute importance de bien connaître cette action, de savoir si elle est constante ou inconstante, dosable ou non. Nous laisserons de côté son mécanisme physiologique, dont les explications divergentes sont la preuve indéniable de la connaissance imparfaite que nous en avons, et nous envisagerons les seuls résultats cliniques. D'après Lavergne (2), on remarque que les eaux les plus excitantes sont celles qui dégagent le plus d'hydrogène sulfuré. Mais, ce n'est pas tout : en même temps que ce dégagement se produit, la composition chimique varie (3) par la formation, soit de polysulfures, soit d'hyposulfites ou de sulfites, soit de sulfates, soit de soufre en suspension. Si on considère à part chacun de ces divers éléments, en expérimentant sur telle ou telle source qui le possède comme élément constitutif le plus important, nous en arrivons aux conclusions cliniques suivantes :

---

(1) Royer. *La médication de Challes*. Paris, 1897.

(2) *Annales d'Hydrologie*, t. XXXI.

(3) Cette variation vise plus spécialement les sulfurées sodiques.

1° Les eaux riches en *polysulfure* ont une action locale excitante très marquée : le type est Barèges.

2° Les eaux contenant des *hyposulfites* ou des *sulfites* sont moins excitantes et vraiment sédatives. Exemple : les eaux sulfurées dégénérées du « groupe oriental pyrénéen » ;

3° Certaines stations, comme Ax et Luchon, possèdent des eaux dites *bleues* ou *blanches*, qui contiennent du soufre en suspension et qui ont la propriété de n'avoir aucun effet d'excitation locale.

4° L'excitation due au dégagement de l'hydrogène sulfuré, semble porter plus sur les phénomènes généraux que sur les phénomènes locaux.

5° Les eaux dont les sels sont à base calcique ont une action locale plus atténuée que celles qui contiennent la base sodique.

Nous verrons par la suite, que le degré de cette excitation se mesure aussi à la durée du contact de l'eau sulfureuse et à la forme donnée à son emploi.

A côté de ces propriétés dues aux sels, nous ne saurions passer sous silence un élément constitutif fort curieux, nous voulons parler de cette matière organisée vivante, que l'on nomme *barégine*. Cette substance particulière aux eaux sulfureuses pyrénéennes possède, en dehors du rôle de réducteur des sulfates dans la formation des sulfures, la propriété de communiquer à l'eau qui la contient une onctuosité spéciale, éminemment propre à lutter contre les effets d'excitation que pourrait provoquer la cure thermale. Et si la richesse des sources en barégine ne détermine pas leur choix pour la pulvérisation, elle constitue un agent thérapeutique émollient dans le gargarisme.

Ce serait ici la place d'examiner les hypothèses ingénieuses qui attribuent à la barégine ou à la silice les effets profondément curateurs, que la présence des principes minéraux n'explique qu'insuffisamment ; n'ayant pas encore été vérifiées, nous ne faisons que les signaler.

Les effets locaux dus aux éléments gazeux seront analysés au sujet du humage et de l'inhalation dans le chapitre suivant.

Disons que l'action substitutive, dont on peut à volonté faire varier l'intensité, combinée à l'action révulsive, obtenue sur un organe éloigné, grâce à l'eau sulfureuse, constitue, d'après certains auteurs, l'action résolutive qui s'exerce sur les déterminations morbides.

Effets généraux. — On a dit que les eaux sulfureuses ne produisaient que des effets de surface ; la question ayant une grande importance thérapeutique, nous serions incomplet si nous la passions sous silence. Cette objection faite à ces eaux tombe vite d'elle-même devant le nombre considérable des malades guéris par cette médication, d'ulcères interminables, d'adénites, d'ostéites suppurées, d'arthrites fongueuses, de caries osseuses, de mal de Pott, etc... ; quand nous voyons ces suppurations taries, ces ulcères cicatrisés, l'action profonde des eaux sulfureuses apparaît manifeste. Induration parenchymateuse, engorgement glandulaire, phlegmasie viscérale, suppurations articulaires ou osseuses, toutes ces affections, qu'elles soient primitives ou secondaires, infectieuses, acquises ou diathésiques, suivent un même processus de guérison : phénomènes de *résolution* et d'*élimination* (Grimaud). « Le travail extérieur apparent, avec ses effets tangibles d'excitation circulatoire et nerveuse n'est ici que le *prélude* du travail définitif : il est le *moyen* pour arriver au but, le *masque* sous lequel s'élaborent et se complètent les phénomènes de résolution et d'élimination, qui sont la réalité, l'essence même de la cure. »

Comment se produisent physiologiquement ces effets généraux ?

Dans l'état actuel de la science il est difficile de les expliquer entièrement. On peut néanmoins affirmer qu'ingéré, le principe sulfureux, quelles que soient ses formes, est *absorbé*, mais on ne peut pas préciser s'il pénètre dans la circulation à l'état soit d'hydrogène sulfuré, soit de polysulfures, soit d'hyposulfites, soit de sulfites, soit encore de soufre. Cette *absorption* est rendue évidente quand on constate, que les personnes qui boivent de l'eau minérale expirent un air chargé d'une odeur sulfureuse souvent très manifeste ; cette expérience nous prouve d'abord qu'il y a absorption et ensuite qu'une élimination lente se fait en partie au niveau de l'alvéole pulmonaire. — Les sels qui peuvent accompagner l'élément sulfureux, tels que les chlorures, les iodures, les bromures, etc..., sont absorbés sans modifications.

D'après M. Royer, les hyposulfites et l'hydrogène sulfuré sont absorbés par les veines et circulent avec le liquide sanguin, pendant un temps plus ou moins long. Nous verrons, à propos de humage, les effets qui sont rapportés à l'hydrogène sulfuré. Suivant Lambron, les hyposulfites de soude sont des éléments de reconstitution globulaire.

Cliniquement, on constate, en général, une excitation du côté des fonctions végétatives : l'appétit augmente, la circulation est plus active, la respiration semble plus aisée et plus profonde. — Du côté du système nerveux, on constate parfois une sorte d'ivresse passagère, avec vertiges fugaces, ou une activité psychique plus développée, marques d'une certaine excitation cérébrale; ou encore de l'engourdissement et de la somnolence, surtout chez les sujets prédisposés aux congestions encéphaliques.

Les expériences de Claude Bernard(1) et du Dr Laborde démontrent que l'*élimination* du principe sulfureux se fait au niveau du poumon sous la forme d'hydrogène sulfuré. Une autre partie s'élimine par la peau, sous le même état gazeux et par les urines sous la forme de sulfates. Quant à leur action sur la sécrétion urinaire, on constate que ces eaux sont d'autant plus diurétiques que leur alcalinité est plus grande. Elles entraînent l'acide urique et les urates ; le taux de l'urée augmente et l'oxydation des matériaux azotés est plus complète. Enfin, sous leur influence, notons une tendance à la constipation, à la congestion de l'extrémité inférieure du tube digestif et des organes du petit bassin, d'où, chez la femme, une augmentation rapide du flux menstruel.

En résumé, les eaux sulfureuses agissent sur les fonctions d'assimilation et de désassimilation, sur ce « double mouvement interne de composition et de décomposition, à la fois général et continu » (de Blainville). Et de ce fait elles conviennent à tous ceux dont la nutrition générale est en défaut, soit par leurs mauvaises conditions hygiéniques, soit par la nature elle-

(1) *Archives generales de médecine*, 1857, t. IX.

même de leur constitution : scrofule, lymphatisme, arthritisme, affections, où les phénomènes de nutrition sont anormaux.

Mais si par cette activité générale que les eaux sulfureuses impriment à tout l'organisme, on leur reconnaît universellement une efficacité incontestable dans le lymphatisme, la scrofule et le rhumatisme chronique, l'accord est loin d'être fait au sujet des goutteux. Chez ceux qui sont atteints d'une affection de l'appareil respiratoire et qui, comme tels, pourraient être adressés aux eaux sulfureuses, M. Durand-Fardel n'hésite pas à proscrire l'emploi de cette médication : il ne lui reconnaît aucune action constitutionnelle en l'espèce, et, partant du fait de l'excitation qui lui est propre, il redoute de provoquer soit des accès, soit des poussées congestives, si faciles chez ces malades. D'autre part, nous citerons certains auteurs qui, avec M. Leudet, ont pu employer avec avantage, mais avec de très grandes précautions, l'eau sulfureuse sur place, chez des individus en puissance de goutte, dont l'appareil respiratoire semblait indiquer un traitement sulfureux. Pour bien juger cette question, il faut évidemment considérer séparément deux variétés de goutteux : le goutteux aigu et le goutteux chronique ; il est incontestable, en raison de ses effets locaux et généraux, qu'aucun clinicien ne voudra et ne devra prescrire une cure sulfureuse au premier ; quant à l'autre, les eaux sulfureuses peuvent faire œuvre utile dans le traitement des catarrhes chroniques de leurs voies aériennes, alors que l'organisme, déjà en état de déchéance, soit par l'abus des alcalins, soit par les progrès de la maladie, l'âge ou toute autre cause, ne réagit plus ou ne réagit que faiblement. « L'unicité du traitement, dit M. Leudet (1), me paraît étrange, quand il s'agit d'une maladie aussi générale, aussi changeante, aussi protéique que la goutte. La genèse de la maladie ne nous est pas connue ; ses origines sont à coup sûr multiples ; ses déterminations organiques aussi soudaines et aussi nombreuses que variées : sa thérapeutique ne saurait être uniforme. » Aux douze observations contenues dans la brochure de M. Leudet sur les *bronchitiques goutteux*, nous empruntons les trois suivantes :

Vicomte de P..., soixante-huit ans, juillet 1867, tempérament sec et nerveux ; père névropathe mort à soixante-deux ans ; mère bronchitique morte à soixante ans ; grand-père paternel goutteux ; est lui-même goutteux, a les articulations du pied et de la main déformées par les tophus ; hémorrhoïdaire avec léger catarrhe anal. S'enrhume tous les hivers, rhume débutant par l'arrière-gorge ; mucus adhérent sur le pharynx qui est pâle et grisâtre, sillonné par des arborisations vasculaires ; *hemming* fréquent. Sonorité normale, peut-être exagérée, de la cage thoracique ; respiration faible partout, sans bruits morbides d'aucune sorte ; rien au cœur ; a fait trois saisons à Luchon et s'en est bien trouvé ; cure de vingt et un jours, boisson et bains. Rien à noter.

M. B..., cinquante-sept ans, juillet 1868 ; habite la Nouvelle-Orléans depuis trente ans ; père mort d'une fluxion de poitrine, mère morte très jeune ; rhumatisant et goutteux ; première attaque de goutte en 1864, et depuis cette époque deux ou trois attaques chaque année, attaques franches au

---

(1) *Annales d'Hydrologie*, t. XXXIII.

gros orteil. Depuis sept ou huit ans *mal de gorge* grand fumeur, jusqu'à 25 cigares par jour : chatouillement perpétuel à l'arrière-gorge, *hem* incessant ; depuis l'hiver dernier la toux est plus intense encore, plus fréquente, plus grasse ; le rhume semble avoir descendu, et est accompagné parfois d'un état fébrile, qui a nécessité le séjour au lit.

Examen de la poitrine : râles sous-crépitants fins à la base des deux poumons ; légère matité au *sommet droit* sous la clavicule, et quelques crépitations fines dans la fosse sus-épineuse ; jamais d'hémoptysie. *Poumon à surveiller.*

Saison de vingt-quatre jours ; boisson seule à doses progressives ; rien à noter.

Il s'agit d'un M. T..., âgé de cinquante-huit ans, qui vient aux Eaux-Bonnes depuis vingt ans, plutôt pour se distraire que pour se soigner, ou du moins qui venu tout d'abord pour combattre une angine pharyngée légère a dû demander à nos sources, dans ces dernières années, l'amélioration ou la guérison d'une bronchite chronique avec emphysème, sans spasme. M. T... n'avait jusque-là jamais été sérieusement malade ; partageant sa vie entre Paris l'hiver et la campagne l'été, il avait une santé parfaite, ne se plaignait de rien sauf de ce *hem*, de cette petite toux gutturale, qu'un léger catarrhe pharyngien, entretenu par le tabac, provoquait volontiers, et que savait atténuer, que corrigeait toujours le traitement des Eaux-Bonnes, suivi d'une façon plus ou moins régulière. Mais depuis quatre hivers la toux a cessé d'être gutturale, et est devenue bronchique ; elle s'accompagne d'une expectoration abondante, et prend de temps en temps, surtout pendant la mauvaise saison, une acuité qui nécessite un séjour plus ou moins long à la chambre. Le malade, qui dans les premières années avait pris les conseils de Pidoux et qui depuis longtemps ne consultait plus personne, me prie en 1884, vu l'aggravation survenue dans son état, de le diriger dans sa cure. A la suite des deux saisons de 1884 et 1885, ayant consisté en boissons et bains, M. T... passe des hivers beaucoup meilleurs ; il reprend ses habitudes ; il chasse en Anjou jusqu'à la fin de novembre, rentre alors à Paris et y passe le reste de la mauvaise saison, menant la vie du monde, sans être arrêté par son catarrhe.

En 1886, je ne vois pas M. T... aux Eaux-Bonnes ; il se trouvait si bien qu'il avait jugé inutile de revenir. Mais l'été dernier, juillet 1887, je le revois et le trouve beaucoup plus souffrant. La toux et l'expectoration ont augmenté de force et de fréquence ; les râles ronflants et sibilants, que seuls j'avais constatés jusqu'alors, sont mêlés à des râles sous-crépitants, gros et serrés aux deux bases, s'étendant dans la région de l'aisselle ; plus rares, mais existant aussi, du haut en bas, le long de la gouttière scapulo-rachidienne. Il existe en même temps une oppression vive, non pas cette oppression de l'asthmatique si caractéristique, intermittente ou rémittente, mais une oppression continue, une anhélation considérable, qui empêche littéralement le malade de faire un pas. Avant de mettre mon oreille sur la poitrine, j'étais convaincu que je me trouvais en présence d'une oppression de cause *cardiaque* et non pulmonaire. Dans toutes mes auscultations antérieures, je n'avais jamais, il est vrai, rien trouvé au cœur : cette fois encore je ne trouvai rien, ou du moins je ne pus saisir le moindre souffle aortique ou mitral, un bruit quelconque nettement morbide, localisé dans un point déterminé de la région précordiale. Il y avait là des battements confus, précipités, désordonnés, un véritable *tumulte du cœur*, qui rendait toute auscultation impossible. Le pouls était gros dur et lent, avec des intermittences ; pas d'œdème des extrémités. Langue saburrale, inappétence complète.

Ai-je besoin de dire que dans ces conditions je ne commençai pas la cure thermale, malgré les demandes réitérées du malade, qui comptait une fois encore sur les Eaux-Bonnes pour le débarrasser de son catarrhe, seule cause, selon lui, de tous ses troubles ?

Après huit ou dix jours de cet état sinon alarmant, du moins très préoccupant, un violent accès de goutte, le *premier*, se déclara au gros orteil et gagna l'articulation tibio-tarsienne. A partir de ce moment, tout se calme et rentre dans l'ordre ; l'orage cardiaque s'évanouit, le pouls se régularise, la langue se nettoie, l'appétit revient ; les signes morbides broncho-pulmonaires persistent seuls. L'auscultation redevenue praticable permet d'affirmer à nouveau que le cœur ne présente rien d'anormal.

L'accès de goutte dura une quinzaine de jours, après quoi le traitement des Eaux-Bonnes (boisson à doses progressives jusqu'à deux verres) commença et fut poursuivi pendant vingt-huit jours consécutifs, sans que rien en vînt troubler la régularité. Sous l'influence immédiate du traitement, M. T... fut, comme toujours, grandement amélioré au point de vue de son catarrhe ; la toux et l'expectoration, au départ du malade, avaient notablement diminué, les râles secs et humides en grande partie disparu.

Je sais que M. T... est resté tout cet hiver dans sa campagne de l'Anjou ; s'il y avait de mauvaises nouvelles je serais informé.

Nous publions plus loin une observation de M. Royer sur « l'angine exsudative » chez un arthritique goutteux (1); il nous serait facile de multiplier ces faits qui démontrent tout au moins l'innocuité du traitement. Le malade de M. Royer, dont nous parlons, fait voir qu'en l'espèce la médication sulfureuse a été non seulement inoffensive, mais encore vraiment utile et curative.

---

(1) Voir *Angine granuleuse.*

Nous ne voudrions pas laisser supposer un instant, que nous attribuons une action antidiathésique à la médication sulfurée ; mais nous croyons que l'état local seul doit être le guide de l'indication, et nous disons : si, chez le goutteux atteint de catarrhe récent à forme subaiguë, le Mont-Dore paraît plus propice, dans l'affection franchement chronique, chez un vieux goutteux, la médication sulfurée prend des droits, parce qu'elle peut modifier heureusement l'état local. A propos de la goutte, ajoutons que les eaux sulfureuses qui conviennent le plus aux *arthritiques*, sont en général celles qui possèdent la plus forte alcalinité. Nous verrons aussi, à propos de chaque affection spéciale, qu'elle soit greffée sur un terrain lymphatique, scrofuleux ou arthritique, l'importance que prennent les divers modes d'emploi après le choix des sources.

Syphilis. — Le cadre restreint que nous nous sommes imposé dans ce travail, nous empêche d'entrer dans de longues considérations sur le rôle intéressant, que jouent les eaux sulfureuses dans le traitement de la syphilis, et le tableau que nous en donnons n'est qu'un simple aperçu de la question ; car, pour en faire seulement l'historique, c'est par centaines que se compteraient les auteurs que nous devrions analyser. Cependant, nous ne saurions passer sous silence l'opinion de Ricord ; ce savant maître leur attribuait le rôle d'adjuvant, de correctif, de reconstituant, et il conseillait cette médication, surtout à la période tertiaire, chez les scrofuleux. Pour Lambron (1856), ces eaux ne conviennent pas dans les accidents primitifs, dont elles augmenteraient l'état inflammatoire; en revanche, elles faciliteraient la cure de la syphilis chez les sujets lymphatiques ou scrofuleux ; elles seraient une pierre de touche pour le diagnostic ; enfin, elles aideraient le traitement mercuriel.

Actuellement, d'après de nombreuses observations publiées par les médecins thermaux, on reconnaît un précieux rôle d'adjuvant à la médication sulfurée vis-à-vis du traitement iodo-mercuriel, on voit en effet que dans les cas où le malade supporte mal la médication spécifique, l'emploi des eaux sulfureuses, et principalement des sulfurées sodiques, en dehors d'une action résolutive locale sur les manifestations syphilitiques, supprime l'intolérance, en facilitant soit l'absorption, soit l'élimination du mercure. « Partout où un syphili- « tique docile, dit M. Ferras, trouvera des sources « sulfurées sodiques, puissantes par leur minéralisation « et leur température, une bonne installation et des soins « médicaux éclairés, il pourra s'améliorer et guérir, le « mercure et l'iode aidant, employés pendant ou après la « cure sulfurée, selon les cas. » Ce même auteur cite notamment l'observatiou de glossite ulcéro-scléreuse et de laryngite hypertrophique syphilitiques, portant surtout sur les bandes ventriculaires dont les bords étaient érodés. La mastication était gênée, la voix mal articulée et mal timbrée et le malade n'avait pas été du tout amélioré par le traitement spécifique seul ; à la suite d'un traitement général sulfureux avec bains et douches, joints au humage et au gargarisme, les signes physiques et fonctionnels avaient complètement disparu. On est en effet frappé, dans cette combinaison des deux traitements, sulfureux et spécifique, de voir avec quelle rapidité les manifestations syphilitiques rétrocèdent et les forces se relèvent. Quelle explication donner à ces succès incontestés, offerts par cette double médication ? Elle réside très probablement, nous l'avons déjà dit, dans la suppression du mercurialisme, l'organisme absorbant d'abord mieux le mercure et l'éliminant ensuite plus facilement. Or la constatation suivante est fort en faveur de cette opinion : chez les malades traités par le mercure antérieurement à la cure sulfureuse, on constate une sorte de reprise du mercure accumulé dans l'organisme sous forme d'albuminates plus ou moins insolubles ; il faut donc admettre que grâce aux produits de la désulfuration, comme les sulfites et les hyposulfites, les composés mercuriques sont dissous ou transformés. Et de fait, M. Blanc a pu retrouver dans les urines, après une période variant de vingt-cinq à trente jours, des traces de mercure que le traitement sulfuré augmentait, ce qui explique convenablement l'action curatrice des accidents de l'hydrargyrisme. Comme exemple de tolérance obtenue grâce aux eaux sulfureuses, Berlioz (1) cite deux cas : dans l'un il a pu employer 42 gr. d'onguent napolitain en huit jours, et dans l'autre 100 gr. en quatorze jours. D'après lui, les meilleures pratiques thermales à employer, en l'espèce, seraient les bains de vapeur et la douche écossaise.

Il nous reste maintenant à savoir à quel moment les syphilitiques peuvent retirer le plus grand bénéfice d'une cure aux eaux sulfureuses. Pour M. Blanc, c'est lorsque la période aiguë de la maladie est passée, lorsque les malades ont déjà été soumis au traitement

(1) *Annales d'Hydrologie*, 1884.

mercuriel et ioduré pendant une année. Il a même soigné fréquemment à Aix des syphilitiques très récents, en leur faisant suivre un traitement sulfureux, peu intense il est vrai, et il lui a semblé que l'évolution vers la guérison était ainsi rendue plus rapide. Cette opinion est à peu près généralement admise.

A côté de ce rôle d' « adjuvant », de correctif, comme disait Ricord, on attribue à la médication sulfurée une action générale sur la nutrition, favorisant l'établissement des moyens de défense naturels, que l'organisme peut fournir de lui-même et que l'état constitutionnel paraît amoindrir. Il nous serait facile, si nous ne craignions les longueurs, de citer des observations où le malade, ignorant absolument la nature de sa maladie et par conséquent n'ayant jamais été traité, a vu disparaître la plupart des accidents par la médication sulfurée, employée, soit seule, soit concurremment avec un traitement spécifique très doux. Le cas que nous publions plus loin est intéressant à ce sujet. Nous ne voulons pas déduire de là que cette médication constitue un spécifique dans le traitement de la syphilis, mais qu'il exerce une action appréciable, non sur le vulnérant, mais sur le vulnéré, l'organisme; et cette action est analogue à celle qui nous est offerte par l'organisme lui-même dans la phagocytose. « L'observation (1) nous apprend que les conditions particulières de résistance physiologique, qui se remarquent dans les organismes exempts de diathèse, font la syphilis bénigne; la syphilis grave, au contraire, serait le fait de

(1) Sénac Lagrange. *Annales d'Hydrologie*, 1884.

l'état diathésique, non du virus et la gravité de cet état constitutionnel dépendrait du défaut de vitalité et de ton qui en est l'essence. Or, c'est bien là la caractéristique physiologique de la lympho-scrofule, à laquelle, par contre, correspondent toutes les eaux toniques dynamiques, comme les eaux sulfureuses en particulier, ou toniques plastiques, comme les eaux chlorurées sodiques ferrugineuses. Ce n'est donc pas le syphilitique idéal qu'on enverra à ces eaux, mais le lympho, l'arthro-syphilitique. » Que de fois, alors que nous étions externe à l'hôpital Saint-Louis, avons-nous entendu dire à nos maîtres : il faut systématiquement traiter toutes les syphilis au début; il ne faut tenir compte ni de la bénignité des accidents primitifs, ni de la faible virulence apparente de la source du virus. Il faut procéder ainsi parce que, ne connaissant que le virus, nous ne connaissons qu'un seul facteur et non l'autre, le malade, qui fait lui-même la gravité de sa syphilis par une hygiène défectueuse et encore plus par sa constitution. Nous comparons la syphilis du lymphatique ou du scrofuleux à la syphilis du paludique; et, si chez celui-ci il faut traiter la malaria et la syphilis, de même chez ceux-là la médication doit être double : dirigée et contre la syphilis et contre l'état constitutionnel.

L'indication du traitement sulfureux est donc non seulement prescrite par l'observation clinique, mais encore elle est rationnelle, puisque, d'une part, par son rôle d'adjuvant et de correctif du mercure, elle s'adresse à la syphilis elle-même non associée; et que, d'autre part, elle constitue un excellent agent thérapeutique dans le lymphatisme et la scrofule.

Disons enfin qu'employées localement les eaux sulfureuses hâtent la guérison des lésions; mais nous avons à dessein insisté plus spécialement sur l'action thérapeutique générale. La syphilis du nez, la syphilis du larynx, à quelque période qu'on les considère, ne constituant que des accidents dans la vie du syphilitique, il était beaucoup plus important de marquer les services que cette médication pouvait rendre dans la cure de l'infection elle-même. plutôt que dans celle de ses manifestations.

Quant au traitement dit d'*épreuve*, que Lambron a préconisé, il nous suffira de constater qu'il a été récemment condamné devant la Société d'hydrologie et nous croyons, qu'il est généralement abandonné comme inutile et dangereux, car il risque de provoquer l'apparition d'accidents redoutables. Pour ces raisons, cette méthode, qui prétend être une pierre de touche dans la cure de la syphilis, ne nous paraît pas plus rationnelle que celle qui consisterait à exercer des pesées ou des tractions violentes sur un membre anciennement fracturé, sous le prétexte de s'assurer de la solidité du cal.

En résumé, les eaux sulfureuses ont dans le traitement de la syphilis une action triple :

1° Elles facilitent le traitement spécifique par une absorption et une élimination plus faciles du mercure;

2° Elles favorisent les moyens naturels de défense de l'organisme, surtout dans les formes graves, du fait d'un mauvais état général;

3° Par leur action locale, elles influent heureusement sur la guérison des accidents.

III. — DES MODES D'EMPLOI

Nous avons examiné ce qu'il fallait entendre par *eaux sulfureuses*, et nous avons vu quels étaient les grands effets thérapeutiques locaux et généraux que cette médication pouvait offrir au praticien. Mais en cela nous n'avons étudié que le principe sulfureux et ses variations, ou autrement dit le principe actif de la médication; nous décrirons maintenant les effets importants qui reviennent aux modes d'emploi, c'est-à-dire au véhicule, qui est l'eau. L'étude de ces effets nous montre qu'ils varient avec la température, avec la durée de l'application, avec la pression, avec l'état moléculaire de l'eau; on pourrait les dénommer les *effets hydrodynamiques*. Nous dirions effets hydrothérapiques, si on n'entendait pas aussi souvent sous ce nom l'application de la douche froide seulement. En réalité, comme l'a définie M. Béni-Barde, l'hydrothérapie est la médication par l'eau, employée sous toutes ses formes et à des températures variables. Ces notions générales sur l'hydrothérapie, entendue dans le sens le plus large de sa définition, sont indispensables pour bien connaître les actions thérapeutiques offertes par l'ensemble d'une cure hydrominérale. C'est pourquoi, sans insister sur les détails, nous rappellerons, dans un aperçu rapide, les diverses modifications que l'eau employée sous toutes ses formes peut exercer sur notre organisme. Nous insisterons tout particulièrement dans les chapitres suivants, sur les pratiques locales qui sont applicables au traitement des affections du nez, du pharynx, du larynx et des oreilles : le humage, les douches nasales, pharyngiennes, etc... A cette place, nous ne ferons que résumer les procédés hydrothérapiques qui sont employés dans le traitement général, tels que les bains, les douches, la boisson, etc.

Bains. — Dans le traitement général, le bain est le procédé le plus usité ; ses propriétés dépendent de sa température, de sa durée, de sa forme.

La température d'un bain est dite *indifférente* à 34-35°; au-dessous elle est *froide*; elle est *très froide* lorsqu'elle a moins de 15°. Au-dessus de 35° au contraire, elle est dite *chaude*, et *très chaude* quand elle dépasse 38°.

Bain tiède. — Pris à la température *indifférente*, le bain ne tire aucun effet de sa thermalité. Liebermeister a remarqué qu'avec une durée d'un quart d'heure à une demi-heure, le corps ne perdait et ne recevait rien en calorique. La respiration, la circulation, la nutrition générale ne sont pas influencées d'une manière appréciable. Sur les téguments, on constate une modification sensible par suite de l'*imbibition;* l'épiderme se plisse et l'eau, d'après certains auteurs, atteindrait simplement les cellules épidermiques; pour d'autres, elle pénétrerait dans le derme sous-jacent. C'est à l'*imbibition* qu'il faut sans doute rapporter l'action sédative du bain tiède sur le système nerveux, par une action réflexe sur les centres dont le point de départ serait les terminaisons nerveuses du revêtement cutané. D'après Schuller, on constate d'abord une dilatation des vaisseaux de la pie-mère, puis une diminution dans le volume du cerveau. En dehors de cette action sédative sur le système nerveux, le bain tiède n'agit donc que par les éléments qui le minéralisent, et particulièrement sur la peau. A ce sujet, nous ferons observer que si la question de la résorption des éléments salins a été l'objet de nombreuses controverses, par contre la résorption des gaz dissous n'est pas douteuse.

Bain froid. — Dans le bain froid, deux grands effets : 1° sur la température du corps ; 2° sur la circulation.

Pendant le bain, d'après Liebermeister, pourvu que la température du bain ne soit pas inférieure à 20° et sa durée moindre de vingt minutes, la chaleur du corps n'est pas abaissée sur le moment et peut même s'élever un peu. Après le bain seulement, il se produit un léger abaissement, suivi d'un faible réchauffement. En revanche, les bains très froids (10°) ou prolongés au delà de vingt-cinq minutes, produisent un abaissement notable de la chaleur centrale. D'une façon générale, néanmoins, le bain froid cause une perte sensible du calorique, et Liebermeister a établi que pour un bain de quinze à vingt-cinq minutes la perte de calorique est, dans un bain à 34°, égale à la perte de chaleur normale pour le corps à l'air libre, à 30° plus du double de celle-ci, à 20° plus du quintuple.

Il suffit de voir l'ischémie de la peau produite au début du bain froid, pour trouver manifeste l'action exercée sur la circulation. Avec cette pâleur des téguments, coïncident une vaso-dilatation des vaisseaux profonds et une augmentation de la pression artérielle. Puis, au bout d'un temps plus ou moins variable (stade de réaction), où le phénomène inverse se produit, la peau rougit et le frisson primordial est remplacé par une sensation de chaleur.

Comme conséquence à cette action très prononcée sur la circulation, nous observons une augmentation des échanges nutritifs, et le taux de l'urine se trouve momentanément accru. Les contre-indications apparaissent nettement, elles résident dans un système nerveux trop excitable et surtout dans toutes les affections où les plus faibles perturbations apportées à la circulation peuvent constituer un réel danger, comme l'athérome, l'artério-sclérose, la surcharge graisseuse du cœur, l'hypertrophie du muscle cardiaque, etc...

En revanche, il constitue un bon tonique du système nerveux, et dans les dystrophies, il active les phénomènes de nutrition. Mais il sera toujours donné court, d'abord pour diminuer la perte de chaleur du sujet, ensuite pour profiter des phénomènes de réaction qui se produisent au bout d'un moment (de La Harpe).

Bain chaud. — Les effets du bain chaud sont, point par point, diamétralement opposés à ceux du bain froid. C'est ainsi qu'il amène l'hypérémie des téguments, l'anémie des vaisseaux profonds et un abaissement de la pression artérielle constatée à la radiale.

Seuls les échanges nutritifs de la peau et des organes périphériques se trouvent augmentés. La quantité de l'oxygène inspiré et de l'acide carbonique exhalé, se trouve amoindrie et cette constatation ne fait que témoigner du ralentissement de la nutrition des tissus.

Quant à son influence sur la chaleur du corps, elle est encore à l'opposé du bain froid, car la température du corps s'élève d'autant plus que le bain est plus chaud et « l'organisme est dans la position d'un fébricitant à qui l'on aurait enlevé son moyen de réfrigération par la peau » (de La Harpe). Il va de soi que le bain chaud sera manié avec prudence et qu'il faut lui donner une courte durée.

Comme il apporte, par son mode d'action, des changements profonds à la circulation, on doit l'interdire à tous ceux dont le système circulatoire central et périphérique est en défaut ; l'artério-sclérose, par exemple, n'est pas plus justiciable du bain chaud que du bain froid. Les malades prédisposés à la congestion cérébrale ou aux hémorragies, seront tenus à l'écart de cette médication.

Au contraire, une température élevée du bain produit un heureux effet de résolution des exsudats chez le rhumatisant ou le goutteux.

Disons enfin, que les actions du bain chaud et du bain froid peuvent être localisées et plus spécialement appliquées sous la forme de demi-bain, de bain de siège, de bain de pieds.

Douches. — Avec la douche apparaît un nouvel agent hydrodynamique, c'est la pression de l'eau, qui vient ajouter son action à celles que nous avons déjà décrites au sujet du bain. D'une manière générale, en prenant pour type la douche mobile, qui est le mode le plus usité, on voit que l'action mécanique causée par la pression de l'eau accentue les effets produits par la température, en même temps qu'elle rend leur succession plus rapide : ainsi, dans la douche froide, le frisson que ressent le patient au début de l'application est plus que marqué dans le bain froid, et, d'autre part, la réaction se montre plus vite. Aussi la durée de la douche est-elle toujours d'autant plus courte, que la pression employée est plus grande (grande et petite douche) et que la température s'éloigne davantage de l'*indifférent*. Nous serions entraînés trop loin, si nous voulions passer en revue toutes les formes usitées de la douche : en pluie, en cercle, etc... ; nous rappellerons seulement que la douche en pluie produit sur la tête un choc parfois nuisible et que la douche en cercle, par la finesse et la multiplicité des jets, cause une forte excitation. Nous ne pouvons non plus, pour rester brefs, nous étendre longuement sur les douches écossaises, alternatives, etc., qui, en facilitant la réaction, par la prédominance soit du jet froid, soit du jet chaud, peuvent donner des résultats fort variés et devenir excitantes, toniques, révulsives ou sédatives.

Les grands facteurs hydrodynamiques des douches sont donc : la durée de leur application, leur température et leur pression ; on peut les varier, les graduer tous les trois selon les effets que l'on veut obtenir, et l'hydrothérapie est devenue aujourd'hui une science.

Ces formes si variées que peut présenter la douche ont étendu énormément ses applications, et il y aurait peut-être même une tendance assez marquée à remplacer le bain par elle. D'un avis unanime, lorsque les malades sont accoutumés à son administration, ils trouvent la douche plus agréable et prétendent ressentir après son application des effets plus rapides et plus marqués qu'après le bain. Certes, nous ne voulons pas nier les bienfaits de la douche et la condamner en principe ; mais nous voulons simplement mettre toute chose à sa place, et vis-à-vis du *résultat définitif de la cure hydro-minérale,* nous estimons, avec la majorité des médecins thermaux, que si les effets de la douche sont plus immédiats et paraissent plus marqués, ils sont bien moins durables que ceux du bain, dont l'action prolongée est manifeste ; la vieille expérience de son emploi l'a prouvé. — Cette supériorité lui est sûrement donnée, en l'espèce, par une action plus intime sur l'organisme grâce aux éléments minéraux que l'eau tient en dissolution, peut-être aussi grâce aux propriétés électriques que certains auteurs lui attribuent.

Boisson. — Dans la boisson, la seule propriété hydrodynamique qui entre en jeu est évidemment sa température.

L'eau froide prise en boisson exerce une action notable sur la température du corps qu'elle abaisse. Les battements du cœur sont ralentis et la pression artérielle augmentée. Très rapidement absorbée, elle amène une dilution et une diminution de densité de la masse du sang, d'où une action diurétique. En même temps que la quantité, la qualité de l'urine varie par une augmentation des éléments qu'elle contient en dissolution, l'urée, les chlorures, etc... (de La Harpe).

L'eau chaude ingérée élève la température, et c'est une coutume fort répandue de l'utiliser pour provoquer la transpiration. Elle paraît élever la pression sanguine ; quant à son action diurétique, elle est très nette et certainement plus grande que celle de l'eau froide.

Après les actions si variées que l'on peut obtenir par la mise en jeu des principes minéraux des eaux sulfureuses, nous avons esquissé à grands traits les effets thérapeutiques que l'eau, le véhicule, pouvait nous offrir, et nous les avons appelés effets hydrodynamiques ou hydrothérapiques proprement dits. La combinaison de ces diverses propriétés constitue ce que l'on appelle la cure hydrominérale ou balnéaire. Encore devons-nous dire que pour être complète, cette cure réclame aussi l'emploi des facteurs hygiéniques tels que le climat, le régime, le repos, l'exercice ; car, sans avoir une grande importance, elles possèdent tout au moins une certaine influence qui mérite l'attention du médecin.

Dans les chapitres suivants, nous verrons comment on doit utiliser ces effets thérapeutiques qui nous sont offerts, soit par la minéralisation de l'eau, soit par ses divers modes d'emploi.

CHAPITRE II

HUMAGE ET INHALATION

L'emploi des vapeurs sulfureuses, dans le traitement des affections des voies aériennes, est une pratique usitée depuis fort longtemps; mais les médecins thermaux n'ont pas toujours été d'un avis unanime sur la nature elle-même de ces vapeurs, et généralement on croyait qu'elles ne contenaient que l'eau proprement dite, et pas du tout de principe minéral. C'est à cette opinion très répandue et dans le but d'utiliser l'eau minérale sous la forme de particules ténues, que Sales-Girons, en 1856, eut le premier l'idée de pulvériser l'eau, et il présentait, la même année, à la Société d'Hydrologie un mémoire sur l'invention d'un *instrument pulvérisateur*, qu'il avait fait installer à Pierrefonds. Ces pulvérisations se pratiquaient à la température ambiante; on avait reconnu en effet qu'une température élevée présentait l'inconvénient de suffoquer les malades, aussi bien dans la pulvérisation que dans l'inhalation.

Cependant, à la même époque, Camille Allard employait les vapeurs sulfureuses émanant naturellement des sources à 31°; les malades pratiquaient cette respiration dans des salles spéciales où ils séjournaient pendant une demi-heure ou trois quarts d'heure. Pour Camille Allard et Filhol, les phénomènes d'excitation qui survenaient, étaient dus non à l'acide sulfhydrique, agent sédatif, mais à la pénétration du soufre dans le torrent circulatoire. D'après ces auteurs, les angines granuleuses traitées par cette méthode n'auraient guère été améliorées, tandis que les résultats auraient été bons dans la laryngite chronique, dans la bronchite où persiste un état subinflammatoire et dans la tuberculose à forme torpide. Quant à la valeur médicamenteuse de ces vapeurs, Camille Allard et Filhol ont pu constater qu'elles contenaient les mêmes principes que les eaux elles-mêmes. Depuis 1856, cette opinion a été chimiquement contrôlée, et aujourd'hui l'analyse nous démontre d'une manière indiscutable, que la minéralisation de la source se retrouve identique à elle-même dans les vapeurs émanées spontanément.

Avant d'aller plus loin dans l'étude des propriétés chimiques et physiologiques de ces vapeurs, il nous paraît indispensable de distinguer le humage de l'inhalation ; car on emploie très souvent ces deux mots l'un pour l'autre, et cependant ils correspondent à des procédés notablement différents.

On doit entendre par *inhalation*, la pratique qui consiste à faire respirer le malade dans une étuve humide où l'on fait arriver les vapeurs sulfureuses. La salle peut être munie de gradins sur lesquels le malade s'installe, et l'on peut régler à volonté la température de cette atmosphère en plaçant le malade à une hauteur variable : il est évident que la plus grande thermalité sera obtenue sur le gradin supérieur, puisque la physique nous enseigne que la densité des gaz et des vapeurs est en raison inverse de leur température.

Le *humage* est l'aspiration, au moyen d'un tube, des vapeurs et des gaz qui se dégagent directement des sources minérales et, en principe, sans mélange d'air.

On se rend un compte bien exact de l'effet thérapeutique des deux méthodes, par les résultats cliniques qui sont très nettement opposés : tandis que l'inhalation faite à l'étuve humide, exerce une action manifestement sédative, amortissant la sensibilité des bronches, le humage, au contraire, fait, selon sa définition, sans mélange d'air, provoque la fatigue et avec elle l'irritation. Mais connaître la cause de cette irritation, c'est-à-dire le manque d'air, c'est tenir en main le remède, et lorsqu'on voudra obtenir un effet de sédation locale avec le humage, si les appareils ne sont pas établis de façon à permettre l'arrivée d'une certaine quantité d'air, on prescrira d'une façon formelle au malade de se tenir à une distance de dix à quinze centimètres de l'embouchure de l'appareil. Ainsi pratiqué, le humage remplace très avantageusement l'inhalation puisqu'il évite au malade d'être placé tout entier dans l'étuve humide, tout en lui permettant d'obtenir les bons effets de cette méthode; et ensuite parce qu'il permet, avec la plus grande facilité, de supprimer ou de reprendre instantanément l'aspiration des vapeurs.

Sur la valeur thérapeutique de cette médication par les vapeurs sulfureuses, Patissier (1) s'exprimait ainsi : « C'est sous cette forme que les sources sanitaires possè-

(1) In *Annales d'Hydrologie*, t. IV.

dent leur plus grande efficacité contre la phtisie, parce qu'alors elles s'adressent directement aux parties malades, qui ne sont atteintes que secondairement par les autres modes d'administration... Et ce qui milite en faveur de ce genre de médication, c'est que la faculté absorbante de la muqueuse bronchique s'opère sur une très vaste surface et se montre infiniment plus active que celle des voies gastriques : par l'estomac, le médicament doit être digéré avant d'être absorbé, tandis qu'en vapeurs il arrive *vierge* sur la muqueuse pulmonaire, cette peau intérieure si délicate, si étendue et si richement dotée au point de vue de l'absorption. Plusieurs médecins ont reconnu déjà là, les procédés les plus avantageux pour faire respirer à leurs malades les gaz et les vapeurs qui se dégagent de leurs sources, et qui, en outre de leur action *topique*, exercent ensuite sur la masse du sang une action spéciale, variable selon leurs principes constituants. »

Cette valeur que Patissier attribuait à l'aspiration des vapeurs sulfureuses, n'est pas reconnue par tous les auteurs. Ainsi, M. Breuillard (1) signale ce fait, que l'excitation produite par le soufre se montre plus tôt dans cette médication employée seule que dans le traitement général, et par suite la cure est souvent écourtée, ce qui est fâcheux, car l'action profonde de la médication n'a pas le temps de se produire. En conséquence, M. Breuillard ne considère l'inhalation que comme une médication de surface, un adjuvant, un complément de la cure qui, dit-il, ne doit pas être ordonnée d'une façon banale, ce qui, selon lui, est la tendance actuelle.

(1) In *Annales d'Hydrologie*, t. XXXI.

A l'encontre de cette opinion, voyons maintenant ce que l'on constate dans une station, comme Allevard, où les pratiques locales, inhalations, pulvérisations, constituent la totalité du traitement, tandis que le bain et la douche générale ne sont que l'exception. M. Baron (1) a écrit un mémoire fort intéressant sur les périodes qui s'observent habituellement pendant « une séance d'inhalation suffisamment prolongée ». Nous ne saurions mieux faire que le résumer :

Première période de sédation ou d'indifférence. — Durant les deux ou trois premiers jours, pendant lesquels le malade n'éprouve rien ou se sent mieux.

Deuxième période de trouble. — Langue saburrale, embarras gastrique, toux fréquente, expectoration plus abondante, apparition de bruits anormaux pulmonaires, tels sont les phénomènes qui marquent cette seconde phase. Si ces signes sont assez intenses, il faut prescrire un repos de deux ou trois jours, une alimentation peu abondante ; un purgatif éméto-cathartique serait même à sa place. C'est à ce moment que le malade peut parfois être obligé de cesser complètement le traitement, si les phénomènes précédents sont trop accusés.

Troisième période de tolérance, durant environ une quinzaine de jours ; c'est l'époque vraiment utile, pendant laquelle les affections locales s'améliorent et marchent vers la guérison. « Généralement, dit M. Baron, les malades atteints d'inflammation chronique de la partie supérieure des voies respiratoires, coryzas, angines, pharyngites, laryngites, ont la muqueuse et le tissu cellulaire sous-muqueux plus ou moins conges-

---

(1) In *Annales d'Hydrologie*, t. XX.

tionnés, épaissis, d'une coloration rouge lie de vin, avec ou sans granulations. Après un certain temps de traitement la congestion diminue, les tissus s'adoucissent, s'amincissent, la coloration violacée fait place à une teinte plus vermeille, indice du retour à l'état normal. Je ne parle pas des produits de sécrétion qui peuvent être plus abondants au début, mais qui ne tardent pas à changer de nature avec la modification de texture des tissus, et quelquefois à tarir tout à fait. » Pendant cette période, on est frappé également de la facilité respiratoire qu'acquiert l'inhalant placé dans le milieu sulfureux.

Quatrième période d'excitation ou d'intolérance, qu'il faut éviter et par conséquent tâcher de prévoir. Elle est marquée par de l'anorexie, des vomissements, des selles noires et d'odeur repoussante, de la faiblesse générale ; on peut même voir survenir, à cette période, une fièvre continue ou rémittente. Il faut donc savoir arrêter à temps la cure, et on sera prévenu de l'apparition prochaine des phénomènes d'intolérance quand on constatera chez le malade un teint légèrement terreux, un sommeil agité, la perte de l'appétit, la répugnance à respirer l'odeur d'hydrogène sulfuré, à tel point que le malade éprouve une certaine répulsion à aborder la buvette et surtout les salles d'inhalation.

Telles sont les diverses phases qui se succèdent dans la cure par les vapeurs inhalées ou humées. Les auteurs qui ont attribué à cette méthode l'apparition précoce des phénomènes de saturation, ont confondu, semble-t-il, avec l'intolérance, la période dite de troubles, période surtout marquée chez les nerveux, où l'organisme semble hésitant à accepter la médication sulfurée.

Mais un autre reproche sérieux est fait encore à l'emploi de cette méthode par plusieurs auteurs : ils ne lui accordent, en effet, qu'une action de surface, simplement éphémère ; et, d'après eux, les séances d'inhalation ou de humage ne paraissent bonnes et utiles que pour les sujets qui en retirent des effets sédatifs marqués et immédiats. Chez ceux qui n'en ressentent pas un effet appréciable sur le moment même de l'application, et principalement chez les congestifs, ils n'hésitent pas à supprimer cette médication. A l'appui de cette thèse, M. Breuillard (1) cite comme exemple le personnel médical des établissements thermaux, qui, du matin au soir, inhalent constamment le principe sulfureux et qui, à aucun moment de la saison, n'accusent le moindre phénomène d'intolérance ; mais qui présentent d'une façon continue les phénomènes de sédation, de ralentissement du pouls, de la respiration, etc....., analogues à ceux que l'on constate chez l'inhalant. On ne peut pas objecter, dit le même auteur, que ces individus ont leur organisme progressivement entraîné, pour ainsi dire, à l'imprégnation sulfurée, puisque si on leur fait subir une cure thermale complète, avec bains, douches et boisson, on observe chez eux les mêmes phénomènes que chez les malades qu'ils servent. De ces arguments naissent évidemment les conclusions suivantes :

1o Les inhalations ou les séances de humage doivent être aussi longues que possible pour obtenir des effets de sédation, qui cesseront d'exister avec l'arrêt de l'aspiration des vapeurs ;

---

(1) In *Annales d'Hydrologie*, t. XXXIII.

2° L'hydrogène sulfuré, au contact de l'alvéole pulmonaire, se conduit bien différemment selon qu'il est inspiré ou expiré.

Inspirées, les vapeurs sulfureuses auraient deux actions locales : l'une, analogue à une fomentation et répartie sur tout le conduit aérien (celle-là est indéniable), modifiant avec avantage les sécrétions, etc.; l'autre, portant sur les terminaisons du pneumogastrique et de là par réflexe sur le bulbe, d'où ralentissement du pouls et de la respiration qui devient plus large et plus aisée.

Expiré, l'hydrogène sulfuré, après être passé par des combinaisons multiples, produirait des modifications vraiment organiques, durables ; car alors il serait exhalé à l'état naissant, et comme tel il aurait une grande activité thérapeutique. Or, il ne saurait être exhalé après l'inhalation, pendant laquelle l'absorption serait nulle, dit-on, ou du moins faite dans des conditions chimiques et physiologiques telles, que le résultat clinique n'en serait pas appréciable. Pour obtenir une action profonde, vraiment curatrice, il faut donc, si on accepte cette opinion, s'adresser au traitement général qui, sous la forme de bains et surtout de boisson, s'adresse plus directement aux voies d'absorption et par elles aux voies respiratoires, par où s'exhale l'hydrogène sulfuré.

Nous ne discuterons pas les phénomènes dus au contact, comme l'effet de fomentation, par exemple, et qui sont certains; mais nous trouvons fausse l'interprétation générale de ces effets, auxquels on ne veut accorder qu'une action purement locale : rationnellement, d'abord, on se doute que l'hydrogène sulfuré pourrait bien se comporter, au niveau de l'alvéole pulmonaire, de la même façon que les autres gaz, dont les uns, l'oxygène et l'oxyde de carbone, sont entraînés dans la circulation en se combinant à l'hémoglobine; un autre, comme l'acide carbonique, entre en combinaisons variées avec les sels dissous dans le sérum. Précisément, les examens physiologiques viennent à l'appui des idées générales; elles nous montrent que l'hydrogène sulfuré se conduit comme l'oxygène et l'oxyde de carbone : les expériences très concluantes faites par M. Le Juge de Segrais et M. Hanriot démontrent que la quantité d'hydrogène sulfuré exhalé est inférieure de 45 p. 100 à la quantité inhalée.

De son côté, Fumouze attribue à l'acide sulfhydrique une action intime sur l'hémoglobine oxygénée, action révélée, d'après lui, par les modifications que subit l'image spectroscopique normale de l'hémoglobine, et qui, d'après Hope Seyler, se traduit chimiquement par une fixation de soufre.

Puisqu'il en est ainsi, il semble bien que les modifications que présentent la respiration et la circulation ne doivent pas être attribuées à une action réflexe sur le bulbe; mais bien à une action directe, élective en quelque sorte, sur le noyau d'origine du nerf vague, comme il résulte des expériences de Laborde. « Les modifications que subit le bulbe à ce contact se traduisent, dans les faits expérimentaux, organiquement par une lésion constante de nature vasculaire et hypérémique, et fonctionnellement par des troubles respiratoires, tels que le ralentissement, la suspension et même l'arrêt définitif de la respiration, avec persistance des battements du cœur plus ou moins affaiblis pendant un certain temps. » Dans l'inhalation thérapeutique, c'est un effet de sédation et d'apaisement qui se produit. Si cette action sur le bulbe est immédiate, elle n'a d'autre cause que la rapidité avec laquelle l'hydrogène sulfuré est entraîné vers le bulbe, puisque la physiologie nous enseigne qu'après dix-sept à dix-huit pulsations le globule sanguin a accompli une révolution cardiaque. Il y a donc une action directe sur le centre respiratoire, analogue à celle de l'acide carbonique contenu normalement dans le sang, et par laquelle il excite ce centre automatiquement pour régler d'une façon parfaite, suivant les besoins de l'organisme, les échanges gazeux qui se passent au niveau du poumon par le mécanisme de la respiration.

Nous avons insisté sur ce mode d'absorption, parce que nous estimons qu'il doit en être tenu un grand compte dans le traitement thermal; car si par cette voie l'élimination paraît plus rapide, il faut songer qu'une partie pourrait néanmoins s'accumuler, et que, jointe aux doses de principe sulfureux administré par la boisson, par exemple, elle serait capable de provoquer des phénomènes précoces d'intolérance ou de saturation.

Nous venons de voir comment il fallait interpréter l'action de l'hydrogène sulfuré, nous étudierons maintenant deux autres gaz qui peuvent, eux aussi, se trouver au contact des voies aériennes, soit par le humage, soit par l'inhalation, ou encore par la douche pulvérisée à la palette; nous voulons parler de l'azote et de l'acide carbonique (1).

---

(1) Nous avons déjà vu, au sujet de la classification des eaux sulfureuses,

L'importance physiologique et la valeur thérapeutique de l'azote sont depuis longtemps l'objet de nombreuses controverses et d'hypothèses variées; quelques auteurs avec M. Breuillard lui attribuent une propriété sédative, et d'après eux il agirait peut-être aussi comme anesthésique. Il est incontestable que l'azote a, dans la nutrition des végétaux, une importance capitale, qu'il soit à l'état de composés nitreux dans le sol ou à l'état gazeux dans l'atmosphère. Nous n'entrerons pas dans le fond de cette question si intéressante, qui a pu retenir l'attention de certains auteurs par suite de l'analogie qui existe entre le règne végétal et le règne animal; nous ne voulons pas nous laisser aller aux hypothèses plus ou moins séduisantes, pour nous arrêter à la constatation pure et simple des faits observés. Partant de là, voyons un peu ce que disent les résultats des expériences faites sur les animaux : Brown-Séquard, le savant professeur du Collège de France, fit ressortir devant la Société de biologie l'importance de l'azote dans la respiration. Après avoir montré que l'asphyxie chez un animal à qui l'on fait respirer un mélange déterminé d'acide carbonique et d'air, se produit moins vite que chez celui qui respire la même proportion d'acide carbonique mélangé d'oxygène seul, il en attribue la cause à ce que l'acide carbonique dans le premier cas était mélangé d'azote. « Comme conclusion, disait-il, je crois que l'azote joue dans la respiration un rôle bien plus important que celui qu'on lui a attribué jusqu'à ce jour. Comment agit ce gaz? Par quel mécanisme? — Je

---

que l'azote existe en assez grande quantité dans les sulfurées sodiques ; tandis que l'acide carbonique se rencontre de préférence dans les sulfurées calciques.

l'ignore, et c'est sur ce point que, tout en continuant mes expériences, j'appelle l'attention et les recherches des physiologistes. » — En octobre 1889, M. A. Maso Bru (1) a lu un mémoire important au Congrès médical de Barcelone, *Sur le rôle que joue l'azote dans les eaux minérales*, et il envisage ce gaz comme un médicament trophique cellulaire, offrant aux protoplasmes un milieu de résistance spécial. D'après M. Bertran Rubio, l'azote inhalé, en vertu des lois d'osmose et de diffusion, pénètre dans l'organisme, se dissout dans les liquides cellulaires, se distribue dans tous les tissus en constituant ce qu'on peut appeler une *atmosphère interne*. Faisant ensuite cette remarque que la quantité d'azote expiré est toujours moindre que la quantité inspirée, et que, d'autre part, on ne lui connaît d'autre émonctoire que la respiration, il en déduit qu'il forme dans l'organisme des combinaisons azotées plus ou moins stables avec les éléments cellulaires normaux, et, d'après le même auteur, l'action thérapeutique de l'azote consisterait dans l'*augmentation de résistance du milieu contre l'activité du microbe, sans être directement microbicide*. M. Duhourcau (2) se range à l'opinion de M. Bertran Rubio, et il attribue un nouvel effet à l'azote des eaux thermales : une action locale curative dans les processus bacillaires en agissant sur la vie des micro-organismes aérobies : « Si l'on admet, dit-il, que le gaz azote agit en déplaçant un certain volume d'oxygène du volume d'air inhalé dans les salles d'aspiration ou dans le humage, il suffira de se rappeler que la vie des épithéliums,

(1) In *Annales d'Hydrologie*, t. XXXIV.

(2) *Id.*

comme celle des hématies ou du microbe tuberculogène, est essentiellement aérobie. On comprend donc que le mélange hyperazoté et par suite hypo-oxygéné, doit amener forcément un arrêt dans la marche des processus d'oxydation des organismes normaux ou pathogènes. De là les effets calmants de la cure. »

Ces théories de M. Duhourcau, de M. Bertran Rubio, de M. A. Maso Bru sont assurément fort ingénieuses, mais elles n'ont pas encore reçu la sanction de l'expérience scientifique; et, bien qu'elles méritent notre attention, nous restons encore dans l'ignorance des procédés chimiques ou physiologiques que ce gaz emploie dans la production des effets thérapeutiques.

D'autre part, si l'on considère les sulfurées calciques, on constate que l'azote y est remplacé par l'acide carbonique. Nous ne parlerons pas de son rôle en physiologie qui est connu de tous; mais il est intéressant de signaler que ce gaz a pu être employé, soit en inhalations, soit sous la forme de jet après compression, et que, sous son influence, de nombreux cas d'angine granuleuse, de laryngite chronique, etc., ont été sérieusement améliorés et même guéris.

Quelles conclusions tirerons-nous de tous ces divers exposés? A côté de l'hydrogène sulfuré, quelle part revient à l'azote des sulfurées sodiques, à l'acide carbonique des sulfurées calciques? — Nous l'ignorons, toutes les interprétations sont possibles; mais nous nous garderons de nous prononcer, pas plus qu'au sujet de la barégine, de la glairine ou de la silice, substances vraiment vivantes au sein de ces eaux et dont l'action nous échappe. D'ailleurs, il faut bien le reconnaître, la thérapeutique générale tire le plus grand nombre de ses indications des résultats cliniques, non d'une connaissance intime des actions médicamenteuses ; et les eaux minérales en sont encore à ce point.

Nous aurons terminé cette étude du humage et de l'inhalation, quand nous aurons parlé des deux autres facteurs thérapeutiques qui sont contenus dans les vapeurs sulfureuses : 1° leur *vapeur d'eau;* 2° leur *température.* La vapeur d'eau humecte les voies aériennes, détermine un effet de fomentation et favorise l'action des éléments minéraux; car on remarque que les inhalations faites en étuve sèche sont très mal supportées, précisément à cause de ce manque de vapeur d'eau. Quant à la température, les effets du chaud et du froid sont évidemment les mêmes dans les voies aériennes que sur toute autre partie du corps; nous avons parlé des effets du calorique à propos du bain, nous n'y reviendrons pas. Disons seulement que le point indifférent est le plus généralement employé.

En résumé, le humage est une médication qui doit être administrée avec attention ; il faudra toujours surveiller l'état des voies aériennes, en se rappelant que, si chez le scrofuleux, la réaction est peu vive, chez les arthritiques elle est plus facile. C'est par cette surveillance constante que l'on pourra bien mesurer les effets que l'on veut obtenir et que l'on préviendra ceux qui doivent être évités. On commencera par des séances courtes pour tâter la susceptibilité particulière du malade et on se préoccupera surtout que les vapeurs sulfureuses qu'il respire soient mélangées d'air. Si des poussées congestives se produisent, nous apprécions hautement comme correctif la douche locale sur les pieds, donnée soit chaude, soit froide, soit sous la forme écossaise, suivant que l'on veut obtenir une révulsion concomitante plus ou moins active. Dans le même ordre d'idées, il faut se rappeler que les températures élevées sont congestivantes et par suite souvent nuisibles aux bons effets de l'aspiration (1) des vapeurs.

Enfin, après le humage ou l'inhalation, le malade ne doit pas passer brusquement à l'air extérieur; on doit lui ménager une gradation progressivement descendante entre les deux températures. En général, il attend quelques instants dans la salle de humage, pour passer ensuite dans une pièce un peu moins chaude avant d'arriver au dehors; d'ailleurs tous les établissements thermaux sont aménagés de telle façon que les malades pratiquent cette transition naturellement et à leur insu.

Ainsi conduite, cette médication constitue un excellent agent thérapeutique local, dans les affections où l'on doit employer le principe sulfureux et ceux qui l'accompagnent, sous la forme si ténue des vapeurs. Respirées à 34°, ces vapeurs ne possèdent d'autre action thérapeutique que celle qui leur est dévolue par leur minéralisation, puisqu'elles arrivent sur l'organe malade sans pression et avec une température indifférente; aussi sont-elles surtout employées dans les affections du nez et du pharynx qui supportent mal l'usage des douches locales. Grâce à leur extrême fluidité, elles pénètrent dans les parties des voies aériennes que les liquides, même pulvérisés finement, n'atteignent pas ou atteignent fort mal, comme le méat moyen des fosses nasales et l'infundibulum, ou encore le larynx et les

(1) Nous disons souvent le mot *aspiration* et il pourrait laisser entendre que le malade doive faire un effort quelconque. Or, il doit simplement *respirer* devant l'appareil, en faisant des inspirations amples.

moindres replis de l'arbre aérien. Enfin, comme nous le verrons plus loin, elles peuvent être utilisées dans les affections de la trompe d'Eustache et de la caisse.

Quant à leur valeur thérapeutique, nous avons vu que si leur action locale était évidente de l'avis unanime des auteurs, leur action générale a été discutée ; pour notre part, sans leur attribuer des effets aussi profonds et aussi intimes qu'à la médication générale avec bains, douches et boisson, nous croyons qu'elles exercent une influence certaine sur les phénomènes de la nutrition; car, non seulement les expériences faites par M. Le Juge de Segrais et M. Hanriot démontrent l'absorption de l'hydrogène sulfuré dans la proportion de 45 à 50 p. 100 ; mais encore les faits cliniques nous prouvent que ces vapeurs employées absolument seules, sans aucune autre pratique thermale, sont capables de déterminer tous les effets d'une cure complète et même l'intolérance si on ne règle pas la durée de leur emploi.

CHAPITRE III

APPLICATION DES EAUX SULFUREUSES

AU TRAITEMENT DES MALADIES DU NEZ

Depuis l'invention des procédés rhinoscopiques actuels, les affections des fosses nasales sont devenues l'objet d'études aussi intéressantes que fécondes en résultats thérapeutiques. Grâce à eux, on a pu observer des lésions mal vues ou entièrement méconnues, et on a constaté que ces cavités anfractueuses, où pullulent normalement des quantités de micro-organismes, étaient le siège de lésions chroniques passant longtemps inaperçues et capables de déterminer par elles-mêmes des infirmités pénibles. Mais cette étude a atteint une importance énorme quand elle nous a appris que certains désordres des voies digestives, des voies aériennes, certains troubles de l'innervation (céphalée, obnubilation intellectuelle, névralgies) avaient pour point de départ les fosses nasales ; que, se propageant de là au cavum, elles trouvent un accès vers l'oreille moyenne par les trompes, vers les voies digestives et le larynx par l'intermédiaire du pharynx. En nous appuyant particulièrement sur les travaux et les statistiques de Franck, de Lazarus, de Goris, de Scheinmann, Hack,

Lublinsky, Hering, Natier, Ruault, Coupard et notre savant maître M. Castex, il nous serait facile de passer en revue une série d'affections pouvant être attribuées, par le fait de différents mécanismes, à des effets pathologiques des fosses nasales. Evidemment, les difficultés du diagnostic sont grandes dans la recherche de causalité, qu'il faut soigneusement distinguer de la simple concomitance ; cependant, tous les doutes sont levés lorsqu'on assiste à la cure de ces diverses affections par le seul traitement des fosses nasales malades.

C'est précisément à cause de ce rôle important, joué par les lésions nasales dans la pathogénie des affections des autres organes, que le médecin ne saurait avoir trop de moyens, sinon pour arriver à leur guérison, du moins pour faire tout d'abord œuvre de prophylaxie. Nous allons donc étudier quelles sont les ressources thérapeutiques, que peut nous offrir l'emploi des eaux sulfureuses dans le traitement des affections chroniques du nez.

De la douche nasale. — De toutes les pratiques que l'on emploie dans le traitement local, la douche nasale est incontestablement la plus répandue. Malgré cela, il arrive souvent qu'elle est mal administrée et on ne saurait trop expliquer, point par point, aux malades, les indications nécessaires :

On leur recommandera d'incliner légèrement la tête en avant, de respirer par la bouche, de ne pas parler, de ne pas tousser et de s'abstenir de tout mouvement de déglutition. L'embout nasal sera introduit dans la narine sous un angle d'environ 45° ; puis, lorsque la narine sera hermétiquement fermée par l'embout, celui-ci sera relevé de façon à occuper une position à peu près horizontale. Cette dernière recommandation est inutile si on fait usage de la canule de Moure ; c'est une canule coudée à angle droit, de telle sorte qu'il suffit de recommander au malade de tenir son manche en bas au-devant du menton, « éloigné d'environ quatre ou cinq centimètres de ce dernier, pour que le jet se trouve bien dirigé et que l'ouverture, dont est percée la canule, regarde directement en arrière vers le pharynx » (Moure). Il faut tout spécialement insister sur cette bonne position que doit avoir l'embout, car il arrive très souvent que l'on reproche aux eaux sulfureuses des effets, qui ne sont dus qu'à une manœuvre défectueuse : à la suite de la douche nasale, en effet, certains malades se plaignent de violentes céphalalgies dues précisément à la mauvaise direction du jet, qui, au lieu de suivre le plancher des fosses nasales, est allé frapper la voûte, et, par suite, quelques gouttes ont pu pénétrer dans les sinus frontaux. Encore faut-il compter avec les dangers d'infection de ces sinus, que pourrait causer une douche ainsi faite, en entraînant vers eux les matières septiques contenues dans les fosses nasales. Nous avons dit que les malades devaient s'abstenir de parler, de tousser et de tout mouvement de déglutition, parce que c'est là le vrai moyen d'éviter toute pénétration de liquide dans la trompe d'Eustache, et par suite d'écarter tout risque d'infection de l'oreille moyenne. C'est encore pour le même motif qu'il est prudent de ne pas se moucher immédiatement après la douche. Pour que le malade puisse observer ces préceptes sans fatigue, il est bon de le faire reposer par intervalles. Nous ne pouvons rien dire ni du nombre ni de la durée des douches, qui varient avec l'affection et avec le malade. La pression doit être très faible, si l'embout obture bien la narine ; quant à la température, elle ne doit guère varier des environs de 34°, car les « douches froides sont très douloureuses et font disparaître l'odorat; les irrigations trop chaudes ramollissent la muqueuse et favorisent la tuméfaction des cornets (Lermoyez).

Il est bien évident qu'avant de faire toute prescription, le médecin connaîtra bien l'état des fosses nasales, et se rappellera que les déviations de la cloison, les polypes, les éperons, une énorme hypertrophie de la tête des cornets inférieurs constituent un obstable mécanique à l'irrigation.

La douche nasale est encore employée sous la forme *pulvérisée*, que l'on administre à l'aide du spéculum pulvérisateur double des fosses nasales. Cette variété est indiquée lorsqu'on veut agir plus intimement sur des régions difficilement accessibles, comme le méat moyen ou l'infundibulum, que la douche en jet atteint toujours ou mal, ou insuffisamment, quand elle n'occasionne pas les accidents que nous avons signalés. Elle peut être encore employée avec profit avant la douche en jet, à titre d'émollient, pour ramollir les croûtes adhérentes de l'ozène, par exemple. Enfin elle se rapproche des indications du humage, en ce sens qu'elle peut produire un effet local sans violence (1).

Nous étudierons le traitement des maladies du nez, en allant de dehors en dedans, et nous parlerons d'abord de l'*eczéma vestibulaire*.

Au nez, comme sur toutes les parties du corps,

---

(1) Voir plus loin *Rhinite hypertrophique*.

l'eczéma est une de ces affections sujettes à récidive, qui demandent une grande opiniâtreté de la part du malade et du médecin. Si cette dermatose doit sa ténacité au terrain scrofuleux ou lymphatique du malade, il ne faut pas perdre de vue qu'au nez il est souvent entretenu par un écoulement nasal et qu'en reconnaissant cet écoulement, sa nature et son pourquoi, on peut déjà prévoir le résultat que pourra donner le traitement : si cet écoulement existe et s'il est provoqué par des polypes, par une tuméfaction des cornets inférieurs, etc..., il faut que ces affections soient traitées avant d'entreprendre une cure sulfurée. Malheureusement la cause de certains écoulements hydrorrhéiques, sans lésion apparente de la muqueuse, échappe au clinicien, et dans ces cas malheureux on ne peut pas espérer beaucoup des eaux sulfureuses.

Au contraire, lorsque cet écoulement n'existe pas ou que l'on peut espérer en avoir supprimé la cause, on doit penser aux services que peut rendre une cure thermale, principalement chez les scrofuleux ou les lymphatiques. Le traitement institué sera double : localement (1), on emploiera les bains et les pulvérisations chaudes ; contre l'état diathésique, on fera un traitement général avec bains, douches et boisson ; mais il sera de toute nécessité de bien connaître la susceptibilité de l'organisme et d'agir avec mesure au début. Il va de soi que le régime spécial sera en même temps prescrit : suppression de viandes faisandées, charcuterie, café, alcool.

---

(1) La technique de ce bain local est des plus simples : il suffit de plonger le nez dans l'eau sulfureuse et de respirer librement par la bouche.

Quand il existera des complications de l'eczéma, *fissures* du nez, *folliculites*, *impétigo*, on procédera de la même façon. La *rhinite impétigineuse* existe dans la moitié des cas en même temps que l'impétigo de la face, et s'accompagne d'un écoulement purulent contenant des staphylocoques dorés ; on fera alors des pulvérisations chaudes comme précédemment, mais on les étendra à toute la face et on prescrira la douche nasale. Mais dans cette rhinite qui est l'apanage des scrofuleux, on insistera principalement sur le traitement général. Disons, pour terminer, que dans l'eczéma les sources à basse sulfuration sont plus propices et que dans l'impétigo une minéralisation plus active est indiquée.

Coryza chronique. — Le coryza chronique est une affection parfois mal délimitée en clinique, car elle s'étend de la simple hypérémie à la forme hypertrophique, qui d'ailleurs lui succède fréquemment. Cependant, cette différenciation offre un intérêt sérieux au point de vue de l'indication de la cure sulfurée et de la forme qu'elle doit revêtir. Aussi nous ne parlerons ici que de la forme franche, du vulgaire « enchifrené », nous réservant de revenir sur les gros cornets au sujet de la rhinite hypertrophique. Pour si simple qu'apparaisse le cas au premier abord, il est indispensable de faire un examen attentif des fosses nasales pour bien juger si ce catarrhe chronique est la seule affection locale, ou s'il coïncide avec des déviations de la cloison, des polypes, des tumeurs adénoïdes, etc..., affections qui, nous le savons, peuvent être à elles seules la raison de la tenacité du catarrhe : on évitera ainsi de demander à la médication sulfurée ce qu'elle ne peut pas donner. Qu'on se mette également en garde contre ces malades atteints de coryza chronique, qui viennent dans une station thermale sans avis préalable d'un médecin : chez ceux-là, il faudra rechercher les antécédents morbides, et par un examen complet on décélera parfois ou le diabète, ou l'albuminurie, ou un mauvais état du cœur, de l'appareil digestif, des organes génitaux chez la femme, causes permanentes de l'affection qui nous occupe. Ces états pathologiques ont en effet un double intérêt : 1° à cause du pronostic qu'il faut porter sur les résultats de la cure; 2° parce qu'ils peuvent, soit entraîner la contre-indication de la cure sulfurée, ou demander des modes d'emploi particuliers. Ainsi, les diabétiques auront un meilleur intérêt à employer les bicarbonatées sodiques ; chez les cardiaques, l'hypertrophie du cœur, l'insuffisance cardiaque, l'artério-sclérose entraînent presque toujours la contre-indication, en réclamant tout au moins une cure atténuée avec des eaux à faible sulfuration et des températures indifférentes ; l'aménorrhée justifie l'emploi d'une réaction concomitante sur le petit bassin, soit à l'aide du pédiluve chaud, écossais, de la douche chaude et écossaise sur les pieds, ou encore du bain de siège et ses différents modes ; dans les affections du tube digestif, une constipation opiniâtre, par exemple, justifiera l'usage des purgatifs répétés souvent pendant le traitement local, etc...

Quand on sera convaincu que le catarrhe nasal n'est accompagné d'aucune autre affection, le traitement sulfuré peut rendre des services très signalés, tant au point de vue de l'état local lui-même, en modifiant la tonalité de la muqueuse et en tarissant les sécrétions plus ou moins purulentes, qu'au point de vue des suites fâcheuses que cette maladie, en apparence si bénigne, peut avoir du côté du naso-pharynx, du pharynx, de l'oreille moyenne, du larynx des bronches et même du tube digestif. Disons enfin, que le coryza chronique sera d'autant plus aisément amélioré que le catarrhe sera mieux délimité, que les queues de cornets ne seront pas atteintes, que le naso-pharynx sera indemne, etc.

Mais avant d'écrire la formule du traitement, écoutons l'opinion de M. Lermoyez (1) sur l'étiologie de cette rhinite : « Les troubles de nutrition, les diathèses dit-il, sans être la cause directe du coryza, contribuent cependant à sa tenacité. De sorte que si, dans ce cas, le traitement local reprend ses droits, une thérapeutique générale doit être simultanément instituée. On aura le plus souvent à compter : 1° avec la scrofule qui entretient dans la seconde enfance des coryzas à sécrétion abondante ; 2° avec l'arthritisme et la goutte, facteurs habituels chez l'adulte des coryzas à forme hypérémique... Ici se place l'étude de l'influence des eaux minérales et des climats sur le coryza chronique. Or, c'est bien plus en modifiant les conditions générales de la santé qu'en agissant localement sur la muqueuse malade, que la cure faite à une station thermale améliore le coryza chronique. Et, en effet, leur indication se tire surtout de l'état général du malade. »

Ces considérations nous indiquent que le traitement

---

(1) LERMOYEZ. *Thérapeutique des maladies des fosses nasales, des sinus de la face et du pharynx nasal*, t. I.

doit être local et général. Localement, on emploie le plus souvent la douche nasale : nous avons vu que sa température ne devait jamais être ni froide ni chaude et que sa pression devait être faible, ces données générales sur la douche restent exactes dans le cas spécial qui nous occupe. Quant à la durée et au nombre de douches, il y a lieu de faire quelques recommandations : au début surtout, on leur donnera une courte durée dans le but de tâter l'irritabilité de la muqueuse ; car il ne faudrait pas, pour guérir un coryza chonique, exposer le malade à la rhinite hypertrophique, qui constitue une de ses plus fréquentes complications. C'est la même raison qui doit rendre le médecin parcimonieux du nombre de douches. Par conséquent, il faut veiller constamment à l'état des cornets inférieurs et suspendre l'irrigation, si on constate chez eux une tendance à s'épaissir, ou tout simplement une diminution de l'odorat. On peut alors, suivant les cas, ou supprimer toute pratique locale, ou s'adresser à la douche pulvérisée et de préférence au humage. Ces procédés seraient exclusivement employés dès le début, si la muqueuse était fortement hypérémiée ou si un obstacle quelconque au libre cours de la veine liquide existait dans les fosses nasales. Lorsque le catarrhe nasal se complique d'affections naso-pharyngiennes, il va de soi que l'on traitera ces dernières simultanément par les procédés appropriés, que nous exposerons plus loin.

Le traitement général sera adapté à l'état constitutionnel ; chez les scrofuleux on instituera une médication progressivement énergique par les bains, les douches, la boisson ; chez les arthritiques, il faudra user des moyens de douceur et se rappeler que lès révulsifs sur les extrémités des membres inférieurs le massage général et les frictions sèches rendent les meilleurs services. Les scrofuleux réclament une forte sulfuration, des eaux riches en polysulfures, tandis que les arthritiques retireront un meilleur fruit des sources chargées en sulfites ou hyposulfites et contenant des silicates (eaux sulfureuses dégénérées alcalines).

Rhinite hypertrophique. — Quand nous avons consulté les auteurs sur les indications de la médication sulfurée dans la rhinite hypertrophique, nous avons trouvé une réponse négative presque unanime. Ils ont obtenu, disent-ils, de bons résultats dans les formes atones du coryza chronique ; mais dans les formes congestives, hypérémiques, les résultats ont été franchement mauvais. Bien plus ils ont reproché à la cure sulfurée d'avoir souvent transformé en rhinite hypertrophique de simples catarrhes. Il est évident que si les résultats sont aussi peu satisfaisants, nous n'avons qu'à nous incliner devant eux et à considérer cette affection comme une contre-indication.

La rhinite hypertrophique est certainement une affection fort difficile à définir, parce qu'elle ne s'établit pas toujours d'emblée et que, la plupart du temps elle succède au coryza chronique : à quel moment celui-ci devient-il hypertrophie ? C'est évidemment une question dont la réponse n'est pas aisée. Mais nous n'avons pas ici à décrire, ni à enseigner, nous nous occupons simplement du traitement sulfuré et nous discutons son utilité, son indication pour le clinicien ; dans les formes franches, tous les médecins consultés feront séparément le même diagnostic et c'est de celles-là précisément que nous allons parler. Seulement, nous verrons comment la cure doit être dirigée, et, à propos de l'hypertrophie des cornets, comment avec un même agent thérapeutique, on peut obtenir des effets fort différents, suivant ses divers modes d'administration.

M. Ferras a publié, en 1893, un article judicieusement écrit et dont le titre était : *Traitement du coryza chronique arthritique par les eaux de Luchon*; et nous avons été frappé de la ressemblance qui existait entre ce *coryza chronique arthritique* et ce que nous avons la coutume d'appeler *rhinite hypertrophique*. Notre confrère s'était proposé de plaider la cause de l'arthritisme aux eaux sulfureuses, car tous ses malades sont d'une manière évidente entachés de cette diathèse ; mais, du même coup, il a plaidé la cause de la rhinite hypertrophique : il parle, en effet, de cornets rouges vineux, épaissis au point de faire contact avec la cloison, à tel point que l'air ne peut absolument passer; d'anosmie parfois totale ; d'inflammation de la trompe et de l'oreille moyenne ; de granulations pharyngées. Le même auteur a également constaté des lésions du voile, dont le pilier postérieur épaissi était plus au contact de la muqueuse pharyngée, et des amygdales hypertrophiées, parfois à un fort degré même à l'âge adulte ; enfin, tout cet ensemble était fortement vascularisé, injecté, rouge brique vif. Les plus intéressants de ces malades avaient été déjà traités par la galvanocautérisation, avant d'essayer la médication sulfurée, et ils n'avaient pas été améliorés par ce premier traitement, que l'on considère cependant comme le meilleur topique de la rhinite hypertrophique. — La raison de cet insuccès est double : 1° par la galvano-cautérisation, on n'atteint qu'un point très limité des fosses nasales, alors que la muqueuse peut être atteinte en totalité ; 2° on n'a pas traité l'état général. Nous ne voulons pas faire le procès de la galvano-cautérisation dans la rhinite hypertrophique ; loin de là, nous avons nous-mêmes, par cette méthode, obtenu de trop bons résultats dans la forme circonscrite, myxœdémateuse, pour ne pas la considérer comme le meilleur topique sous la main du médecin spécialiste ; mais nous voulons dire comment la médication sulfureuse peut compléter avantageusement cette méthode, d'abord comme moyen local dans la rhinite hypertrophique diffuse, et ensuite comme modificateur puissant de l'état général.

Nous voici donc en présence du problème suivant : d'une part, il s'agit d'un malade qui est atteint d'une affection éminemment congestive, greffée presque toujours sur une diathèse, considérée elle-même comme une contre-indication à la cure sulfurée. D'autre part, quel moyen thérapeutique avons-nous à lui opposer ? l'eau minérale sulfureuse, un agent n'ayant, dit-on, de bons effets locaux que sur des lésions atones, et considéré comme une contre-indication dans tous les états sujets à des poussées inflammatoires, par leur état local ou même par la constitution du malade.

Comme moyen local, nous avons le choix entre le humage et la douche nasale pulvérisée. A dessein, nous laissons de côté la douche nasale ordinaire, elle ne nous paraît pas indiquée pour plusieurs raisons : 1° elle est toujours plus ou moins congestionnante ; 2° elle ne peut pas être administrée avec une aussi longue durée que la douche pulvérisée ou le humage ; or, on remarque

que cette question de temps entre pour une large part dans les bons effets de la cure ; 3° elle n'atteint pas toutes les parties malades ; 4° l'état de la région est tel que, la plupart du temps, il crée un obstacle mécanique à son administration ; il est bien évident, en effet, qu'avec de gros cornets inférieurs la veine liquide sera totalement arrêtée, ou se créera un passage difficile.

Nous ne recommencerons pas à plaider la cause du humage, nous avons vu que cette indication, faite avec mélange d'air, par séances courtes et fréquentes, provoque une sédation manifeste. Le malade humera doucement, sans effort, la bouche fermée, autant que la perméabilité des fosses nasales le lui permettra ; il se tiendra toujours à une distance de dix à douze centimètres du tube porte-vapeurs ; la température des vapeurs ne variera guère de 35° ; et le nombre de ces courtes séances sera progressivement augmenté de dix à quarante-cinq minutes (entr'actes compris). Nous n'insisterons pas sur les avantages de ce procédé au point de vue de l'étendue de son action : il est le seul qui mérite le titre de local pour le méat supérieur, siège principal de l'épanouissement en éventail des fibres terminales du nerf olfactif ; car tous ceux qui hument expérimentalement perçoivent de suite l'odeur sulfurée.

La douche pulvérisée présente sensiblement les mêmes avantages que le humage : par la ténuité de ses gouttelettes et sa température constante elle est bien supportée par des cornets épaissis et hypérémiés ; elle pénètre dans toute l'étendue de la pituitaire. On donne à cette douche une température de 30 à 40°, au moment de son entrée dans les fosses nasales, mais le point indifférent nous paraît le plus propice. La durée de l'application sera graduellement augmentée de dix minutes à une demi-heure. Quant à la force du jet, comme elle doit être mesurée à l'hypérémie plus ou moins vive et au degré d'hypertrophie des cornets, les plus faibles pressions sont les meilleures. Ainsi administrée, cette douche produit, comme résultat hydrothérapique, l'effet d'une fomentation, et comme action médicamenteuse, un contact intime, une lente et profonde imprégnation du principe sulfureux dans la muqueuse malade.

Au début de la cure, l'action locale immédiate paraît être un accroissement de la circulation ; mais la réaction tonique, constrictive est rapide, de sorte que la couleur anormale, rouge vif, ne tarde pas à prendre les teintes moins accusées, jusqu'à la normale, rose légèrement opaline ; voilà ce que constate le médecin. De son côté, le malade accusera un passage plus facile de l'air inspiré, une réaction plus aqueuse, plus transparente, produite en quantité rapidement décroissante ; et ce qui frappe vite son attention, c'est une meilleure perception des odeurs même faibles, alors que souvent les fortes étaient peu ou pas perçues au début de la cure (Ferras).

Maintenant, si nous avions à établir un parallèle entre ces deux procédés, le humage et la douche nasale pulvérisée, nous dirions que le premier est préférable à cause de la plus grande étendue de son action et que le second est mieux indiqué pour détacher les produits sécrétés et changer profondément leur quantité et leur qualité. Lorsque le naso-pharynx ou l'oro-pharynx participent à l'hypérémie des fosses nasales, on retire de bons effets de la douche rétro-nasale pulvérisée et du gargarisme. A propos des maladies du naso-pharynx, nous insistons suffisamment sur la technique et les avantages de la douche rétro-nasale, nous renvoyons donc à ce chapitre pour le mode d'emploi; mais nous croyons devoir en préciser la forme : comme, par son lieu d'action, cette pratique est plus sujette que toute autre à provoquer des poussées congestives, il faut absolument proscrire le jet dans la rhinite hypertrophique; de plus, sa durée sera très courte, de 30 à 60 secondes au début, avec de très fréquentes intermittences.

S'il y a une affection pharyngée concomitante, on s'adressera au gargarisme, surtout pour les parties qui avoisinent l'isthme, dont l'état tomenteux et la couleur vineuse sont modifiés d'une manière remarquable par ce moyen, en apparence de valeur médiocre.

Mais, nous ne saurions trop insister sur l'importance que prend, en l'espèce, le traitement général; nous répéterons à ce sujet ce que nous avons dit précédemment, quand nous formulions la cure générale d'un coryza chronique chez un arthritique ; c'est la diathèse qui nous indiquera les procédés que nous devons employer et les variétés de sources qu'il faut choisir (1).

Nous terminerons cette étude de la rhinite hypertrophique par la relation d'une observation spécimen, qui offre cette particularité que le malade a été guéri par le seul emploi du traitement général.

---

(1) Voir *Coryza chronique*, p. 54.

OBSERVATION (Royer) (1)

Rhinite hypertrophique.

Ce cas concerne un malade âgé de cinquante-sept ans, qui m'est adressé à Challes, le 28 juin 1888, par le Dr Barthélemy, de Paris.

Apparence robuste. Ascendants arthritiques. Antécédents personnels : syphilis, rhumatisme chronique et vague, coryzas fréquents, avec enchifrènement et sécrétions abondantes; pendant les hivers principalement, toux, expectoration et oppression. État actuel : catarrhe nasal hypertrophique double, surtout localisé sur les cornets inférieurs; obstruction complète à droite. Déviation de la cloison de ce côté, déterminant une atrésie de la fosse nasale qu'augmente encore un gonflement de la crête du maxillaire à l'entrée narinaire. Muqueuse peu dépressible au contact du stylet. L'opportunité d'une opération pour rétablir la perméabilité nasale a été discutée et reste subordonnée au résultat de la cure.

La respiration se fait généralement par la bouche; toux, expectoration, râles disséminés, emphysème, privation de sommeil. Fonctions digestives bonnes. Urines chargées d'acide urique.

Le traitement comporte l'eau de Challes en boisson, en gargarismes, en bains de pieds et en bains généraux, lorsque l'état des bronches est amendé.

Au 17 juillet, c'est-à-dire après trois semaines de traitement M. X... ressent une sorte de détente subite et une sensation de bien-être inaccoutumé, que lui donne le retour de la perméabilité de ses fosses nasales. Cessation de l'op-

(1) Royer. *La médication de Challes*, Paris, 1891.

pression nocturne, sommeil. Diminution du gonflement de la muqueuse et des sécrétions. Ces phénomènes s'accusent les jours suivants. Départ le 28 juillet. Retour à Challes le 5 août de l'année suivante. L'amélioration est considérable. L'hiver dernier s'est passé sans coryza, sans bronchite, sans oppression. Il n'y a plus d'enchifrènement. Le sommeil est bon, et M. X... dort maintenant sur le côté gauche, ce qui lui était impossible. La muqueuse est revenue sur elle-même, rose et pâle, les sécrétions nulles. La seconde cure complète la guérison.

Rhinite atrophique. — Nous conseillons l'emploi de la médication sulfurée dans la *rhinite atrophique* ou *ozène vrai*, non parce que nous lui attribuons une efficacité certaine pour obtenir la guérison, mais parce que par ses effets locaux et généraux elle mérite tout au moins notre attention. Nous savons que ce processus scléreux qui débute par la pituitaire, qui s'étend de là au squelette du nez en amenant une raréfaction du tissu osseux, constitue aussi une menace pour le pharynx. D'autre part, les spécialistes s'accordent à reconnaître qu'une cure sulfurée générale est susceptible d'améliorer cette affection, en agissant sur les phénomènes de nutrition. Aussi l'indication thérapeutique devra-t-elle s'adresser simultanément aux fosses nasales, au pharynx et à l'état général.

Du côté des fosses nasales, notre premier soin sera de faire tomber les croûtes : si elles ne cèdent pas à la douche nasale pulvérisée, on n'insistera pas sur ce procédé, et on les enlèvera soit à l'aide d'un tampon d'ouate monté sur le porte-coton de Gottstein, soit avec la pince de M. Lubet-Barbon. Lorsque cette première indication sera remplie, nous nous adresserons à la douche nasale à jet; dans la rhinite hypertrophique, nous avons conseillé les traitements de douceur; ici, au contraire, il faut user d'une médication active : la douche nasale sera de longue durée, répétée deux et trois fois par jour; il ne faudra pas craindre une température chaude, au-dessus de 35°, pas plus qu'une eau minérale à forte sulfuration. Nous conseillons l'usage de cette médication active, parce que la principale altération se rencontre dans les glandes, qui sont en partie détruites et dont les fonctions sont abolies, et que c'est sans doute à la suppression de la fonction sécrétoire de la muqueuse du nez qu'il faut attribuer la punaisie, le nombre considérable et la grande variété des micro-organismes qui existent normalement dans le nez, trouvant ainsi des conditions plus favorables à leur développement, puisqu'on reconnaît généralement une propriété bactéricide au mucus nasal, dont la sécrétion se trouve précisément tarie dans cette affection. Or, cette médication active peut améliorer cet état pathologique en stimulant la circulation capillaire et en modifiant la vitalité de la muqueuse, à moins, évidemment, qu'il n'existe plus ni épithélium ni tissu vasculaire. D'ailleurs, en cela elle n'a d'autre but que celui du *massage vibratoire* qui actuellement constitue, selon les spécialistes, le meilleur moyen de modifier la muqueuse dégénérée.

Du côté du pharynx, les indications sont les mêmes, et le traitement local sera institué soit contre une sclérose déjà existante, soit à titre de moyen prophylactique (1).

---

(1) Voir *Pharyngite atrophique.*

Enfin, les phénomènes généraux de nutrition seront heureusement influencés par une cure complète adaptée à l'état général du malade, et on se rappellera que, chez la femme, un désordre fonctionnel quelconque dans les organes génitaux (aménorrhée de la puberté, ménorrhagies, etc...) coïncide souvent avec la rhinite atrophique, et que toute prescription de bains et de douches doit varier avec chacune de ces affections.

Quant à la question de l'ozène syphilitique, nous savons aujourd'hui comment doit être interprétée cette affection : la pathogénie des maladies du nez, mieux connue depuis ces derniers temps, nous montre qu'elle n'est pas une entité morbide, mais bien une rhinite atrophique, développée à la suite de lésions syphilitiques communes, comme la gomme, qui ont guéri par processus scléreux étendu à toute la muqueuse des fosses nasales. Par sa nature elle-même, qui est la sclérose, et par son étiologie, la syphilis, cette maladie est doublement justiciable de la médication sulfurée. Nous parlerons d'ailleurs de cette question à propos de la syphilis du nez.

Rhinite spasmodique, hay fever. — Nous avons été frappé de l'importance que Guéneau de Mussy attache à la relation fréquente qui existe entre la rhinite spasmodique et l'asthme, la goutte et l'arthritisme. « J'avais été conduit à cette opinion, dit ce savant clinicien, que cette affection relevait probablement de l'arthritisme, parce qu'on pouvait l'assimiler, dans quelques cas au moins, à certaines dermatoses arthritiques, comme l'urticaire, avec lesquelles elle paraissait avoir d'intimes connexions pathologiques, et qu'elle imprimait sur les membranes muqueuses un processus morbide, analogue à celui qui caractérise sur la peau ces pseudo-exanthèmes. Depuis lors, des observations assez nombreuses, dont je dois la plupart à la bienveillance de mes confrères de province, m'ont permis de contrôler ces premières impressions et me paraissent les confirmer.

« Je crois donc que la rhino-bronchite spasmodique peut être considérée comme une manifestation de l'arthritisme, et alors même que, contrairement à mon opinion, la diathèse goutteuse n'en serait pas la condition pathogénique essentielle, il faudrait admettre l'élément goutteux comme caractérisant une variété qui comprendrait le plus grand nombre de cas.

« La plupart de mes observations personnelles expriment ce rapport. L'asthme des foins me paraît devoir être mis au compte de l'arthritisme, comme l'asthme vrai, comme la migraine périodique, comme la plupart des névroses *constitutionnelles*. J'insiste sur cette restriction, car cette appréciation étiologique ne s'applique évidemment pas aux névropathes qui dépendent d'une lésion locale ou d'une cause accidentelle. » (Guéneau de Mussy.)

En nous rangeant à cette opinion que l'arthritisme est le terrain de la rhinite spasmodique, nous ne voulons pas supprimer la prédisposition locale qui est réalisée souvent par diverses lésions nasales, polypes muqueux, rhinite hypertrophique, ou encore la présence de quelques zones œsthésiogènes que décèle l'examen avec le stylet. Mais il faut surtout retenir qu'il y a une hyperesthésie à peu près constante de la muqueuse des fosses nasales et que cet état local doit nous préoccuper dans la formule que nous donnerons à la médication.

Dans le traitement local, il faudra par conséquent éviter toute thérapeutique susceptible d'éveiller cette susceptibilité de la pituitaire ; les douches nasales, une température élevée, une forte sulfuration seront soigneusement écartées. A notre avis, la seule médication locale que nous devions appliquer en l'espèce c'est le humage pratiqué pendant de courtes séances, avec une température indifférente, le maximum de vapeur d'eau ; et ici plus encore qu'à toute autre place, nous ne saurions assez insister sur la nécessité absolue de faire respirer au malade des vapeurs mélangées d'air.

En revanche, on donnera une large part au traitement général. On emploiera, selon la méthode de M. Béni-Barde, les douches générales courtes et froides ; on s'efforcera d'activer la circulation capillaire de la surface cutanée, en utilisant les applications de calorique capables de produire ce résultat, les frictions sèches et le massage. Enfin on s'adressera aux eaux sulfurées dégénérées silicatées, celles du « groupe oriental pyrénéen », par exemple.

A titre de document, nous empruntons l'observation suivante à M. Japhet (1).

OBSERVATION

Fièvre des foins, hay fever.

Mme X..., âgée de quarante ans, habite une propriété aux environs du Havre, et au bord de la Seine ; d'une santé délicate et en proie à une chloro-anémie ancienne, elle a

(1) JAPHET. *Les eaux minérales d'Enghien*, Paris, 1889.

éprouvé au printemps de 1888 les premiers symptômes de la fièvre des foins, avec début brusque, rhinite aiguë intense, accompagnée d'éternuements, de gonflement des paupières, de douleurs névralgiques, et d'une sécrétion nasale de consistance aqueuse et très abondante. Ce premier accès a été suivi d'autres survenant à intervalles rapprochés, et sans cause appréciable : elle a fait une saison à la Bourboule, sans amélioration notable ; pendant l'hiver, ces accès ont été plus rares, mais au printemps de 1889, ils ont reparu avec une nouvelle intensité, affectant une marche intermittente et compliquée de phénomènes nerveux et de troubles gastriques ; les applications locales de cocaïne, l'antipyrine, le sulfate de quinine, les toniques, les arsenicaux, les ferrugineux, n'ont produit aucune amélioration. Au mois de juin, elle vient à Enghien, en pleine crise, amaigrie, anémiée, et dans un état de découragement complet. Je ne constate chez elle aucune lésion organique ; la menstruation est régulière, et il existe seulement un bruit de souffle anémique au cœur. La muqueuse nasale est le siège d'une violente congestion, sans gonflement des cornets, et d'une excessive irritabilité.

Le traitement a consisté en un verre de la source du Roi, des séances d'une demi-heure dans la salle d'inhalation une ou deux fois chaque jour, des douches sulfureuses écossaises, bientôt remplacées par des douches sulfureuses froides, de quelques secondes ; de plus, une alimentation largement réparatrice, de l'eau de Pardina aux repas, et un exercice très modéré, avec repos à la chambre le matin et dans la soirée, de façon à ménager l'extrême susceptibilité de la muqueuse nasale.

Ce traitement a été bien supporté, et Mme X... accusait un sentiment très grand de soulagement et de bien-être dans la salle d'inhalation, où, pendant ses séances d'une demi-heure, elle ne faisait que quelques minutes de pulvé risation fine.

Les accès de la fièvre des foins ont reparu pendant les trois premières semaines du traitement, mais moins prolongés et à intervalles plus espacés, et ont disparu pendant le second mois, ce qui n'était pas arrivé depuis le début de cette bizarre affection. En même temps, Mme X... a repris ses forces, elle a engraissé, son moral s'est relevé, les fonctions digestives sont en parfait état; d'autre part la muqueuse pituitaire n'est plus hypérémiée, et à son départ je la considère comme guérie, à condition qu'elle ne retournera pas de quelque temps dans la localité où elle a contracté, il y a bientôt vingt mois, cette fièvre des foins.

Syphilis du nez. — Comme sur tout autre organe, la syphilis se manifeste au nez sous quatre formes différentes : l'accident primitif, les manifestations secondaires, les accidents tertiaires, l'hérédo-syphilis. La première forme est une exception, et d'ailleurs elle n'offre guère d'intérêt pour le sujet qui nous occupe. Les accidents secondaires, de leur côté, se manifestant sous la forme d'érythème, de plaques muqueuses, avec catarrhe subaigu, passent la plupart du temps inaperçus. Toutefois, malgré leur bénignité habituelle, ces accidents peuvent laisser un coryza tenace à forme subaiguë ou chronique, qui, à ce titre, devient justiciable du traitement hydrominéral. Bien que les eaux sulfureuses possèdent la propriété de favoriser l'action du mercure, le médecin thermal doit, à cette période, employer avec mesure la médication sulfurée, car il risquerait, s'il n'y prenait garde, de provoquer des poussées nouvelles, à un moment où le virus ne demande qu'à se manifester. Cependant, avec de la prudence, des praticiens connaissant bien le degré d'activité des eaux qu'ils maniaient, ont pu rendre de grands services à leurs malades, en secondant l'action du mercure, là où elle était mal supportée.

C'est à la période tertiaire, phase des ulcérations profondes qui attaquent le squelette, que le traitement sulfuré est de la plus haute utilité, en ce sens qu'il facilite et hâte la cicatrisation des ulcères en donnant une nouvelle activité aux tissus. De plus, il ne peut que favoriser l'élimination des séquestres, s'il y en a, et la réparation plus active de la perte de substance. L'action thérapeutique que la médication sulfurée produit sur la nutrition, détermine son indication, en l'espèce, de même que nous la croyons utile pour lutter, avec quelques chances de succès, contre l'établissement de ce que Trousseau appelait l'ozène syphilitique et qui n'est qu'un processus scléreux de terminaison de la syphilis tertiaire du nez, autrement dit, une rhinite atrophiante secondaire.

Cependant, nous ne voudrions pas laisser entendre que la médication sulfurée doit être la seule thérapeutique, car il reste bien établi, au contraire, que le mercure et l'iodure de potassium doivent toujours rester la base inébranlable du traitement, à cette période où la syphilis, en dehors des déformations locales qu'elle peut laisser, devient une menace pour l'existence même de l'individu.

Dans l'hérédo-syphilis, une des manifestations précoces les plus fréquentes est le coryza, affection qui doit être traitée comme un accident secondaire de la syphilis acquise ; quant à ses manifestations tardives, elles rappellent la syphilis tertiaire et réclament la même médication que celle-ci.

C'est l'état général du malade qui nous fixera sur le

choix des sources ; on prescrira : chez les scrofuleux, une médication énergique, par les sulfurées sodiques fortes des Pyrénées, ou les chlorurées sulfurées ; chez les nerveux, une médication atténuée, avec des sulfurées faibles ; chez les arthritiques, les sulfurées calciques ou les sulfurées hyposulfitées alcalines ; dans l'anémie syphilitique, les douches froides suivies de massage ; dans l'hydrargyrisme, les bains de vapeur et les douches écossaises, etc...

A côté de ce traitement général, nous avons vu au chapitre premier, quelle part devait être donnée au mercure et à l'iodure de potassium et comment devait être formulée leur association à l'eau sulfureuse.

Enfin, le traitement local sera calqué sur l'état des fosses nasales ; sur les accidents atones, la douche nasale chaude, de longue durée et souvent répétée, rendra les meilleurs services ; sur les accidents diffus, la douche nasale pulvérisée remplira mieux les indications, car elle exerce son action sur une plus grande étendue ; sa durée et sa fréquence se mesureront à la plus ou moins grande hypérémie de la muqueuse. Enfin le humage sera la forme préférée pour la partie supérieure des fosses nasales et aussi pour une muqueuse congestionnée.

L'observation qui suit relate le cas d'un malade qui a été guéri de syphilis tertiaire pharyngo-nasale par une cure sulfurée complète, associée à un traitement spécifique très doux.

Syphilis ignorée et non traitée; cachexie; accidents tertiaires; guérison de la cachexie et de la plupart des accidents après une première cure; guérison complète après une seconde cure.

Mme X..., vingt-cinq ans, blonde, élancée, de santé délicate, mariée à dix-neuf ans, a eu trois grossesses, les deux premières à terme (enfants encore vivants); la troisième suivie de l'accouchement prématuré d'un enfant qui n'a vécu qu'un mois. — Altération de la santé après cette couche.

État actuel : amaigrissement, teint pâle, anémie, apparence cachectique et strumeuse.

Ulcération gommeuse sur la cloison de la fosse nasale droite; catarrhe nasal purulent, érythème de la lèvre supérieure et ulcération gommeuse sur toute l'amygdale gauche détruite; anfractuosités ulcéreuses sur l'amygdale droite; ulcération arrondie sur la paroi postérieure du pharynx, derrière la luette. Enchifrènement, voix nasonnée, douleur en avalant avec retentissement dans l'oreille droite.

Syphilide tuberculo-ulcéreuse occupant le lobule de l'oreille gauche et son attache à la joue.

Exostose au-devant de la crête du tibia gauche. Douleurs ostéocopes.

Col utérin volumineux, avec ulcération granuleuse. Écoulement utérin albumineux; pas de traces de cicatrices sur les parties génitales externes.

Mme X... ignore la nature de sa maladie et n'a jamais été traitée dans sa petite ville que par des gargarismes au chlorate de potasse. Malgré cela, et vu le mauvais état général de Mme X..., je n'associe à sa cure hydro-minérale qu'un traitement spécifique très doux. L'ensemble comporte dans son plein : par vingt-quatre heures, 600 grammes eau de Challes en boisson; une irrigation nasale; une douche pulvérisée nasale et pharyngienne, des gargarismes, un bain pendant lequel la malade garde un spéculum fenestré; deux cuillerées sirop de Gibert. La cure se poursuit dans d'excellentes conditions. Après un mois, ulcérations de la pituitaire, de la gorge, guéries ; exostose diminuée de volume et indolente. Col utérin réduit, son ulcération guérie. Il reste encore un peu d'érythème à la lèvre et la syphilide auriculaire sur laquelle portent les brides du chapeau n'est pas encore entièrement cicatrisée. Amélioration notable de la santé de Mme X..., retour des forces, coloration du visage.

Retour à Challes l'année suivante. Mme X... a pris de l'embonpoint et ne s'est jamais si bien portée que pendant l'année qui vient de s'écouler. Exostose encore apparente. Persistance de la syphilide auriculaire. N'ayant plus à garder les mêmes ménagements qu'en 1885, nous prescrivons un traitement plus intensif avec : eau en boisson 700 grammes; douche pulvérisée auriculaire ; bain, etc., et quatre cuillerées de sirop de Gibert par vingt-quatre heures. Il est continué pendant trois semaines. A son terme, la syphilide est entièrement cicatrisée depuis plusieurs jours, et de tous les accidents qu'offrait Mme X..., il ne reste que l'apparence de son exostose (1).

(1) Royer. *La médication de Challes.*

CHAPITRE IV

APPLICATION DES EAUX SULFUREUSES

AU TRAITEMENT DES MALADIES DU PHARYNX

I. — MALADIES DU PHARYNX NASAL

Avant de nous occuper des maladies du pharynx, nous nous arrêterons un instant sur cette région intermédiaire aux fosses nasales et au pharynx proprement dit, et que l'on dénomme le *naso-pharynx,* qui est certainement la portion des voies aériennes la plus importante au point de vue étiologique et prophylactique des affections du pharynx proprement dit, du larynx et de l'oreille moyenne. « Le pharynx nasal, dit Lermoyez (1), est un carrefour : c'est le premier croisement de routes importantes que les affections à porte d'entrée nasale, c'est-à-dire toutes les infections par l'air, rencontrent sur leur chemin. Venues du nez, arrivées dans le cavum par les choanes, elles s'y arrêtent un instant ; par les trompes d'Eustache qui s'ouvrent sur les côtés, elles peuvent remonter vers l'oreille, ou bien descendre vers le pharynx buccal, qui, à son tour, les dirigera vers les voies aériennes ou le tube digestif. » Puisque

(1) Lermoyez, *Thérapeutique des fosses nasales.*

le naso-pharynx présente un tel intérêt pathogénique, aux stations balnéaires comme dans le cabinet du spécialiste, il doit faire l'objet d'un examen local systématique, et si nous appliquons une médication judicieuse aux angines pharyngées proprement dites, nous devons aussi songer à la thérapeutique de cette région qui est presque à coup sûr atteinte quand le pharynx est affecté, et qui peut l'être seule, alors que celui-ci nous apparaît sain. Certainement, par les douches nasales et pharyngiennes on traite aussi cette région, mais on ne la traite pas toute, la voûte du cavum reste sûrement inaccessible à ces pratiques, à tel point que de simples mucosités un peu adhérentes ne sont pas entraînées par elles. Les meilleurs procédés, en l'espèce, sont la *douche rétro-nasale à jet* et la *douche rétro-nasale pulvérisée.*

Leur technique est des plus simples : sur un appareil à douche nasale ordinaire, on remplace l'embout nasal par la canule rétro-nasale de Vacher, et on introduit celle-ci derrière le voile du palais, qui, par action réflexe, vient immédiatement se mouler sur elle et intercepter de la sorte toute communication avec le pharynx buccal. Le malade tient la tête penchée en avant, et respire par la bouche. On fait alors arriver le jet par intermittence, en pinçant de temps à autre le tube qui relie la canule à l'appareil ; l'eau sulfureuse ressort par le nez. La pression doit être faible ($0^{m},50$) pour éviter la pénétration de l'eau dans les trompes, et leur durée doit être courte (une à deux minutes). Leur seul inconvénient est d'être mal tolérées, au début de leur emploi, à cause des nausées qu'elles déterminent.

Au point de vue des indications différentes de ces deux formes, nous dirons : la *douche à jet*, plus sujette à provoquer des poussées congestives, doit être prescrite dans les affections atones, ou encore comme moyen mécanique pour débarrasser le cavum de ses mucosités adhérentes. La *douche pulvérisée* est plus indiquée chez les congestifs, et dans tous les cas où l'on doit ménager la susceptibilité de la muqueuse.

Nous étudierons deux affections : le *catarrhe naso-pharyngien chronique ;* les *adénoïdes.*

Catarrhe naso-pharyngien chronique. — Bien que cette affection puisse exister seule, elle coïncide le plus souvent avec une rhinite ou une pharyngite, et c'est précisément à cause de cette concordance avec une affection nasale ou pharyngée, dont le diagnostic s'impose, que l'état du naso-pharynx peut passer inaperçu ; mais il suffit de connaître ces associations fréquentes pour éviter toute méprise et instituer une thérapeutique rationnelle.

Mais admettons le diagnostic fait, quelle sera notre conduite ? D'abord, nous ne parlerons pas de ces fortes hypertrophies de la muqueuse avec prolifération des masses lymphoïdes ; car ces formes rappellent les tumeurs adénoïdes ou tout au moins réclament les mêmes restrictions (1). Dans les cas franchement purulents, un curettage préalable du cavum et des cautérisations sont nécessaires ; la cure sulfurée viendra ensuite aider la guérison que ces interventions auront commencée. Mais nous emploierons la médication sulfu-

(1) Voir *Végétations adénoïdes.*

rée seule dans les formes simples, dites humides ou sèches.

De même qu'il y a souvent coïncidence de l'affection naso-pharyngée avec une affection nasale ou pharyngée, de même la thérapeutique de la première doit être un reflet et un complément de la thérapeutique des autres, et, pour mieux préciser : lorsque la forme pulvérisée sera indiquée pour les fosses nasales, c'est la forme pulvérisée qu'il sera rationnel d'employer dans la douche rétro-nasale, et elle s'adressera au catarrhe naso-pharyngé, humide ou hypertrophique, comme la douche pulvérisée répond au coryza hypertrophique concomitant. Au contraire, si la rhinite est atrophique, le catarrhe naso-pharyngé revêtira la même forme, atrophique ou sèche, et à la douche nasale à jet on associera la douche rétro-nasale à jet. Les affections du pharynx nous donneraient des indications analogues. Il nous reste maintenant à dire comment ces différentes pratiques seront coordonnées dans notre prescription. Comme la douche rétro-nasale ne peut pas être supportée longtemps, elle doit être administrée immédiatement après la douche nasale ou pharyngée. De cette façon, son action sera plus efficace ; car les croûtes ou les sécrétions sèches de la muqueuse naso-pharyngée seront déjà ramollies, et une grande partie des sécrétions accumulées auront pu être entraînées. Lorsque l'affection est localisée au naso-pharynx, ce qui est rare, la seule douche locale est insuffisante et il est nécessaire de lui adjoindre la douche nasale.

Enfin, on doit attendre beaucoup du traitement général, et pour nous en convaincre écoutons ce que dit Lermoyez sur le traitement pathogénique de cette affection (1) : « Bien souvent, dit-il, derrière la lésion locale du naso-pharynx, se dissimule une cause plus générale, à laquelle il est indispensable de s'attaquer : ainsi les diathèses telles que la scrofule et surtout l'arthritisme, des maladies telles que le diabète ou le mal de Bright, ou encore des troubles utérins et digestifs, réclament un traitement approprié. Mais il faut bien savoir que, quelque efficace que soit alors la médication générale, jamais elle ne peut guérir à elle seule le catarrhe naso-pharyngien. Exception doit être faite pour les stations hydrominérales, dont l'effet sur la nutrition est certes plus efficace que l'application locale; les indications en sont les mêmes que pour le coryza chronique. Ce sont surtout les eaux sulfureuses qui réussissent le mieux à tarir les catarrhes humides; Uriage convient bien aux arthritiques, et chez les enfants lymphatiques, Challes a des effets merveilleux. Le Mont-Dore réussit plutôt aux congestifs; mais ceux-ci profitent encore mieux des eaux salines qui s'adressent au tube digestif. » Nous avons déjà dit maintes fois les indications générales de la scrofule, du lymphatisme et de l'arthritisme, nous ne nous y arrêterons pas longuement et nous rappellerons simplement que les scrofuleux et les lymphatiques sont justiciables d'une médication énergique par les agents hydrodynamiques et la sulfuration (chlorurées sulfurées ou sulfurées sodiques fortes des Pyrénées), tandis que les arthritiques demanderont une médication atténuée (sulfurées sodiques dégénérées, alcalines ou hydrosul-

---

(1) Lermoyez, *Therapeutique des maladies des fosses nasales et du pharynx nasal,* t. II.

furées calciques), et les procédés balnéaires qui s'adressent plus directement au bon fonctionnement de la peau et à la révulsion.

Végétations adenoïdes. — Il paraitra peut-être superflu de proposer les eaux sulfureuses comme thérapeutique de ces affections, contre lesquelles les résultats chirurgicaux ont été des plus satisfaisants. Il est incontestable, en effet, que le procédé de curettage du cavum, employé journellement, se justifie amplement par les succès nombreux qu'il a donnés, pour que sa cause soit définitivement plaidée. D'autre part, nous ne ferons pas le procès des inconvénients opératoires, des accidents provoqués soit par l'anesthésie, soit par les hémorragies possibles, car, dans le cas particulier, les dangers ne sont pas à craindre : l'anesthésie, obtenue, à peu près généralement, par le bromure d'éthyle, est exempte d'alertes sérieuses; quant à l'hémorragie post-opératoire, elle est presque toujours facilement tarie par une irrigation antiseptique très chaude, et si elle résiste à cette méthode hémostatique, elle est toujours arrêtée par un simple tamponnement du cavum.

Voilà donc une opération facile et sans danger, qui donne toujours des résultats au moins satisfaisants et qui doit être faite dès que le diagnostic d'adénoïdes est posé. Mais toute médaille a un revers : l'opération ne guérit pas le catarrhe qui accompagne les adénoïdes et de plus elle épargne toujours quelques végétations, d'où parfois récidive. Sur la question du catarrhe subséquent, la cause de la cure sulfurée est d'autant plus facile à plaider que le mal est bien rarement localisé au naso-pharynx et qu'il est constant d'observer chez les adénoïdiens un catarrhe nasal plus ou moins purulent. Mais la question des récidives demande notre attention : doivent-elles être expliquées par ce fait qu'une partie de la graine n'a pas été enlevée par la curette? Bon nombre d'auteurs le croient; mais ne serait-il pas plus exact d'accuser l'organisme qui est resté identique à lui-même, sujet en quelque sorte aux hypertrophies du tissu lymphoïde; car, s'il est vrai que le mal n'est qu'au pharynx et que les adénoïdes sont la cause de tous les troubles, nous devrions voir s'atrophier les grosses amygdales, qui existent si souvent en même temps que ces végétations ; or, elles restent stationnaires après l'opération lorsqu'elles n'augmentent pas de volume. Certainement, les adénoïdes sont responsables d'un certain facies, d'un mauvais développement du maxillaire supérieur, de l'ogivité de la voûte palatine; mais si l'enfant fait mieux sa croissance après l'opération, l'huile de foie de morue que l'on a prescrite n'est pas étrangère à ce résultat, et Lœwenberg désigne sous le nom de tempérament lymphatique cette prédisposition de certains enfants à l'hypertrophie du tissu lymphoïde. Nous nous sommes appesanti sur ces considérations parce que, si l'indication du traitement sulfuré est faite nettement par le coryza qui reste après l'opération, les eaux sulfureuses sont encore prescrites contre la diathèse : le lymphatisme, qui réclame un traitement général, sur lequel nous ne reviendrons pas.

Le traitement local consistera en douche nasales contre le catarrhe chronique du nez, en douches rétronasales, et en douches pharyngiennes pulvérisée au tamis s'il existe de grosses amygdales.

A l'appui de cette opinion que la cure sulfureuse complète le traitement chirurgical, nous citerons deux malades soignés par M. Leriche (1); il s'agit de deux enfants opérés à Paris d'affections de ce genre, par raclage : l'un était revenu avec ses végétations incomplètement détruites, tandis que chez l'autre l'affection avait récidivé au bout de quelques mois. Notre confrère conseilla aux parents, qui manifestaient le désir de recourir à une nouvelle opération, de patienter et d'essayer, au préalable, des douches nasales avec une solution iodo-iodurée très étendue d'abord, puis avec de l'Eaux-Bonnes. Ces deux malades furent non seulement très rapidement améliorés, mais encore ils purent, grâce à cette médication, éviter une nouvelle opération.

L'observation qui suit est empruntée au même auteur, elle relate le cas d'une jeune fille qui a été guérie de végétations adénoïdes par l'usage exclusif de l'eau sulfureuse.

Observation

Cette observation a trait à une jeune fille de quatorze ans, Mlle G. W..., dont la mère est morte d'accidents puerpéraux et le père d'une fièvre typhoïde.

Cette jeune fille a eu dans sa première enfance quelques légers accidents lymphatiques, glandes, blépharites ciliaires, etc., et de fréquents maux de gorge : la menstruation s'est établie facilement, à l'âge de treize ans, et aujourd'hui la malade est très grande, a les épaules assez bien

(1) Leriche, in *Ann. d'hydr.*, t. XL.

développées et une largeur de poitrine normale. Mais elle présente à première vue les stigmates de végétations adénoïdes du pharynx.

La figure est pâle et terreuse, les joues aplaties, le maxillaire supérieur est proéminent et fortement incurvé dans le sens antéro-postérieur ; les narines dilatées et immobiles, les plis naso-labiaux effacés, la lèvre supérieure épaissie et ne recouvrant pas les dents ; la bouche est entr'ouverte.

La voix est empâtée et nasonnée, et les consonnes nasales sont mal articulées. Pendant le sommeil, la respiration se fait par la bouche, elle est accompagnée de ronflements et il y a de l'agitation.

A l'examen de la gorge, on voit une muqueuse épaissie, sèche et granuleuse, pâle et anémiée par places, et congestionnée au contraire sur les parties latérales et au niveau des amygdales. Celles-ci sont considérablement hypertrophiées, de même que la luette, avec laquelle elles masquent complètement le fond de la gorge. Le voile du palais est très abaissé surtout du côté gauche, qui présente une bosselure, et est débordé en arrière par une masse végétante violacée, étranglée entre la paroi postérieure du pharynx et son bord libre.

Au toucher, le voile du palais crépite, et en le soulevant un peu, on voit que cette masse qui le déborde en arrière se prolonge en haut et se recourbe sur sa face supérieure. Cette masse saignante, tomenteuse, rouge violacé et couverte d'un enduit visqueux et adhérent, n'est autre chose qu'une végétation adénoïde. L'examen de l'arrière-cavité des fosses nasales est impossible.

Si on essaie d'introduire une sonde molle en caoutchouc dans la narine gauche, on est arrêté au niveau de l'orifice postérieur des fosses nasales; une injection d'eau ne peut passer non plus, et le liquide reflue par la narine. Le côté droit laisse passer la sonde, mais avec difficulté, et cette manœuvre est suivie d'un écoulement d'un sang noir et épais, par le nez et la gorge.

Le malade se plaint de douleurs d'oreille plus prononcées à gauche, de bourdonnements et d'un peu de surdité.

Je prescris des douches pharyngiennes, des douches nasales et un demi-verre d'Eaux-Bonnes en boisson. Le traitement est commencé le 22 mai 1894.

J'assistai moi-même aux douches nasales. Au début, rien ne passait, et la douche prise du côté gauche amenait immédiatement des douleurs d'oreille et de tête, ainsi que des nausées allant jusqu'aux vomissements, mais pas d'épistaxis. Du côté droit, le liquide tombait dans l'arrière-gorge et amenait des quintes de toux et des saignements de nez, mais insignifiants. J'insistai néanmoins sur le traitement, et la malade supporta ces douches données avec des précautions infinies ; et au bout de quatre jours, un peu de liquide passa de la narine gauche dans la narine droite. Peu à peu les douches furent mieux supportées encore, les douleurs disparurent, et au bout de vingt jours, il y avait une amélioration notable.

Les amygdales, la luette avaient diminué de près de moitié, et on ne voyait plus la végétation déborder le voile du palais, qui, lui, était aplani et horizontal, ce qui indiquait une régression très sensible des végétations du côté gauche.

A cette époque, la sonde passait, mais difficilement, à gauche, et à droite beaucoup plus difficilement qu'au début, et cela sans amener de *saignements de nez*.

L'embarras de la trompe d'Eustache avait bien diminué aussi, et le ronflement pendant le sommeil s'était amendé.

La face a repris des couleurs, et l'état général s'est très heureusement modifié.

J'ai eu l'occasion de revoir cette malade en janvier. Les symptômes locaux et généraux avaient encore beaucoup diminué ; la respiration se fait très facilement par le nez, les ronflements ont diminué encore d'intensité pendant le sommeil, le volume des amygdales, de la luette, est encore réduit. La malade prend tous les deux mois, pendant trois semaines, des douches pharyngiennes et nasales avec de l'Eaux-Bonnes.

La semaine dernière, j'ai vu le tuteur de la jeune fille, qui m'a confirmé que la malade allait de mieux en mieux.

II. — MALADIES DU PHARYNX BUCCAL

Nous étudierons tout d'abord les procédés thérapeutiques locaux : la *douche pharyngienne* et le *gargarisme*.

Douche pharyngienne. — La douche pharyngienne s'administre sous deux formes différentes : la forme à jets au tamis, et la forme pulvérisée, à la palette ou au tambour. Leur température varie entre 30 et 40°. Leur durée d'application doit être appropriée à l'affection du malade et à son accoutumance : de 6 à 8 minutes dans les premiers jours, elle est portée successivement à 15, 20 et 30 minutes. Leur pression peut se régler à l'aide d'un robinet.

Qu'elles soient filiformes, ou pulvérisées à la palette ou au tambour, il est de la plus haute importance que le malade soit instruit suffisamment du mode d'emploi de ces douches. Il faut le mettre en garde contre la tendance naturelle qu'il a à sortir la langue hors la bouche, croyant ainsi donner un accès plus facile de son pharynx, lui enseigner, au contraire, à ouvrir la bouche sans effort, tout en respirant normalement, laissant la langue derrière l'arcade dentaire inférieure. Il est même d'une bonne pratique, lorsqu'on fait l'examen laryngoscopique, de lui apprendre d'ores et déjà à montrer son pharynx sans abaisse-langue. Lorsque le malade, malgré tous les conseils, reste inhabile à rendre l'isthme du gosier absolument perméable à la douche, on doit lui conseiller d'attirer lui-même sa langue hors la bouche et de la maintenir ainsi à l'aide de son mouchoir pendant toute la durée de cette pratique. La douche pulvérisée est facile à administrer et les malades sont vite accoutumés à son usage. Nous n'en dirons pas autant de la forme à jet qui, parfois, peut être pénible et désagréable. Au début, pour ne pas décourager le malade, on doit prescrire de courtes séances, de cinq minutes de durée par exemple, avec poses fréquentes ; car le jet, pénétrant toujours avec une certaine force, provoque une sensation de chatouillement et de grattage sur la muqueuse du pharynx, et par suite peut déterminer des nausées. Ces petits entr'actes permettent au malade de reprendre haleine et de satisfaire le besoin de cracher qu'il éprouve souvent. Si beaucoup d'adultes s'habituent avec quelque difficulté à cette médication, il est parfois impossible de la faire accepter par les enfants, même par ceux qui se présentent au médecin avec les meilleures intentions. Cet inconvénient est d'autant plus regrettable que certaines affections réclament hautement cette méthode.

Plusieurs auteurs, parmi lesquels M. Duhourcau et M. Tillot, ont constaté que l'eau sulfureuse pulvérisée perdait : 1° en température, et cet abaissement serait de 10 à 15° d'après Chateau ; 2° en sulfuration. Cette perte en sulfuration serait d'autant plus grande que le mélange de l'eau sulfureuse à l'air est plus intime, moindre avec le tamis qu'avec la palette. Enfin le chauffage de l'eau minérale contribue largement à cette variation du principe sulfureux, si bien que Chateau en a conclu « que l'on devait renoncer à la pulvérisation lorsque les eaux n'atteignaient pas la température de 40° centigr. au moins ».

Mais cette désulfuration partielle n'a pas la même valeur dans les diverses variétés d'eaux, et O. Réveil a pu faire la différenciation suivante : « 1° Les eaux sulfhydriquées ou sulfurées calciques perdent considérablement de leur principe sulfureux par la pulvérisation ; 2° les eaux sulfurées mixtes, sodo-calciques, comme les Eaux-Bonnes, perdent une grande partie de leur principe sulfuré; 3° les eaux sulfurées sodiques perdent très peu de leur principe sulfuré par la pulvérisation. »

Nous ne nous arrêterons pas aux différents modes de production de la douche pulvérisée, mais pour les raisons précédentes, nous dirons seulement que nous donnons la préférence aux systèmes dits de brisement du jet, soit par la palette, soit par le tambour. Ils ont sur les systèmes à jet de gaz ou à jet de vapeur l'avantage d'employer l'eau avec sa composition propre (1). Malheureusement, en raison du refroissement très important que subit l'eau par la pulvérisation, certaines stations thermales, eu égard à la température peu élevée de la source utilisée, sont obligées d'employer les systèmes en jet de vapeur, qui ont l'avantage d'échauffer l'eau en même temps qu'ils la divisent.

---

(1) On peut estimer en effet que dans le procédé de pulvérisation par la vapeur, l'eau sulfureuse se trouve coupée d'un tiers d'eau ordinaire.

Nous ne nous sommes occupé jusqu'ici que du mode d'administration de la douche pharyngienne et des meilleures conditions qu'elle devait réaliser. Maintenant nous nous arrêterons sur son action thérapeutique et notamment nous signalerons que les expériences de Demarquay, d'Auphan, de Tavernier, etc., ont démontré la pénétration des liquides pulvérisés dans les conduits aériens, et que cette opinion a été sanctionnée par l'Académie de médecine en 1862. « S'il y a quelque chose d'étrange, disait Trousseau, c'est que cela ait été contesté ; j'ai souvent recours à la méthode des pulvérisations, et j'en retire les plus heureux effets. C'est une médication d'une grande utilité dans les maladies du pharynx, du larynx, de la trachée et des grosses bronches. » Il est facile de comprendre que cette pénétration dans tous les replis de l'arbre aérien est d'autant plus marquée que l'eau est plus divisée.

Les effets thérapeutiques de la douche pharyngienne à jet et de la forme pulvérisée proprement dite sont nettement et doublement différenciés, par leur action mécanique d'une part, par leur action médicamenteuse de l'autre. Dans la douche à jet intervient un facteur hydrodynamique important, c'est la pression. Il en résulte un véritable massage de la région que l'eau atteint, et par suite un assouplissement de la muqueuse, une augmentation des échanges organiques interstitiels, une meilleure circulation capillaire, enfin une nouvelle activité vitale. L'effet médicamenteux est localisé au point d'application et les heureuses modifications que l'on constate dans les grosses amygdales, dans les sécrétions des muqueuses malades, dans les adénoïdes elles-mêmes, sont les témoins irrécusables de l'effet local de la médication sulfurée. — Dans la douche pulvérisée proprement dite, l'action mécanique se trouve d'autant plus réduite que la division de l'eau est plus fine et que sa force de projection est plus atténuée, ou autrement dit, suivant qu'elle est administrée plus ou moins loin de son point de brisement. En revanche, son action médicamenteuse est beaucoup plus étendue que dans la forme à jet; par la grande ténuité de ses gouttelettes, elle pénètre dans tous les replis de la gorge, atteint l'épiglotte, le larynx et les bronches sans troubler aucunement la respiration. Elle reste donc la médication de choix lorsqu'on se propose d'agir sur l'épiglotte, le larynx et les cordes vocales, qui restent soustraites aussi bien à l'action de la douche pharyngienne à jet que du gargarisme.

Gargarisme. — Le gargarisme est une pratique tout aussi utile que les autres médications locales. Il constitue pour le pharynx et surtout pour l'isthme du gosier un véritable bain local, aussi doit-il être fait comme tel et non comme un pur lavage. Une température voisine de 35° étant le plus généralement employée, son action thérapeutique dépend des éléments qui minéralisent la source prescrite. Le malade ne doit prendre qu'une petite gorgée d'eau, afin de pouvoir la garder le plus longtemps possible, et le « gargarisme sera muet », c'est-à-dire sans glouglou : il peut être ainsi plus prolongé et provoque moins les nausées. Nous ne dirons qu'un mot du *gargarisme laryngé ;* cette méthode consiste à faire entrer un gargarisme jusque dans le larynx et à l'amener au niveau des cordes vocales. Malheu reusement il est d'une exécution difficile; et mal fait, il aurait l'inconvénient de provoquer des accès de toux. Chez les jeunes enfants, on n'a pas grand bénéfice à prescrire le gargarisme, qu'ils exécutent assez mal la plupart du temps ; cependant il est toujours bon d'essayer et de ne pas systématiquement les priver de ce topique, qui peut rendre les meilleurs services chez les scrofuleux atteints de pharyngite glanduleuse et d'hypertrophie des tonsilles.

Amygdalite chronique et hypertrophie des amygdales. — Au point de vue de la cure thermale, ces deux affections comportent des considérations différentes. Si par elle-même l'*amygdalite chronique* ne constitue pas un danger réel, il ne faut pas oublier que, la plupart du temps, elle mène à l'hypertrophie, et, conséquence plus redoutable, qu'elle constitue une porte d'entrée permanente à toutes les infections (scarlatine, diphtérie, etc.). Il y a donc un double intérêt à diriger contre elle une thérapeutique efficace; or, la majorité des traitements locaux qui sont usités ne donnent que des résultats peu satisfaisants. Voici d'ailleurs comment s'exprime Lennox Browne (1) à ce sujet : « On a proposé, dit-il, de vider d'abord par expression chaque follicule, puis d'y faire des applications caustiques quelconques, galvaniques de préférence. Mais on n'obtient ainsi le plus souvent que des résultats incomplets, et non la guérison complète. Il vaut mieux, à mon avis, s'attaquer dans ce cas au vice diathésique et prescrire des pastilles de gaïac ou de chlorate de potasse. » Nous

(1) Lennox Brown. *Traité des maladies du larynx, du pharynx et des fosses nasales*, Paris, 1891.

croyons inutile d'insister, à notre tour, sur les causes prédisposantes de cette affection, car on admet qu'elle est l'apanage des lymphatiques et des scrofuleux. C'est pour cette raison que nous conseillons un traitement général par les eaux sulfureuses qui répondent le mieux à ces diathèses, c'est-à-dire les sulfurées chlorurées ou les sulfurées sodiques fortes de la région pyrénéenne. Aux bains, aux douches, à la boisson, on associera un traitement local par le gargarisme et la douche pharyngienne au tamis à 34°-35°, et dont la durée sera portée progressivement de cinq à vingt et vingt-cinq minutes (entr'actes compris). Enfin on ne manquera pas d'examiner les fosses nasales et le naso-pharynx, qui fréquemment sont le siège d'affections concomitantes demandant, de leur côté, une thérapeutique spéciale.

Les restrictions que nous avons faites au sujet des tumeurs adénoïdes pourraient s'appliquer aux *amygdales hypertrophiées* et il n'y aurait indication de la cure sulfurée que pour achever l'œuvre de l'intervention chirurgicale par la cautérisation ignée, l'amygdalotomie, le morcellement. En effet, ces procédés thérapeutiques sont incontestablement très efficaces, et nous n'avons nullement l'intention de les condamner ici. Cependant nous ferons observer qu'après l'extirpation des amygdales, il reste presque toujours ce qui accompagne l'amygdalite chronique, c'est-à-dire un catarrhe nasal ou une pharyngite glanduleuse, affections qui, nous le disons souvent, doivent leur raison d'être à un terrain lymphatique ou scrofuleux, et qui réclament un traitement que nous avons déjà étudié.

A titre d'exemple, nous empruntons à M. Leriche les deux observations suivantes : la première, notamment, relate le cas d'amygdales hypertrophiées guéries par une seule cure sulfurée.

Observation

Le jeune D..., du Havre, treize ans : père ayant eu plusieurs poussées tuberculeuses pulmonaires depuis quatre ans, et encore vivant ; mère bien portante, un frère plus jeune, et très bien portant. Lui-même n'a eu aucune maladie, mais des maux de gorge fréquents. A la moindre cause, il se produit de ce côté une poussée aiguë avec de fréquentes quintes de toux, amenant des soulèvements de cœur et quelquefois des vomissements. Ces quintes se produisent souvent la nuit, et sont accompagnées d'une dyspnée assez intense pour l'obliger à se mettre sur son séant ; la figure est alors congestionnée, et se couvre de sueurs : elles sont souvent suivies de saignements de nez peu abondants. A trois reprises différentes, et à la suite d'une bronchite légère pendant l'hiver 1892-1893, il y a eu de véritables accès de laryngite striduleuse. Cet enfant vient aux Eaux-Bonnes le 15 juillet 1893, accompagnant son père.

A l'examen de la gorge, on voit des amygdales volumineuses, développées surtout dans le sens longitudinal et descendant très bas, plongeant de chaque côté de la langue ; elles sont violacées et sécrètent une quantité considérable de matière pultacée. La paroi postérieure du pharynx est congestionnée et sèche (l'enfant respirant par la bouche), mais ne présente pas de granulations volumineuses. La luette est normale. Les fosses nasales sont libres et il n'y a pas la moindre gêne du côté de la trompe d'Eustache.

Je fais prendre tous les matins une douche pharyngienne de dix minutes, et un quart de verre d'eau en boisson ; l'après-midi, un grand verre et un gargarisme. Dans l'espace d'un mois, j'arrive progressivement à faire boire un verre et demi par jour et prendre deux douches pharyngiennes de vingt minutes chacune, ainsi que quelques grands bains minéraux de dix minutes à 35° centigrades.

A la fin du traitement, le 15 août, la partie inférieure des amygdales, jusque-là masquée par les côtés de la base de la langue, est visible; le volume général de ces organes est diminué. La muqueuse pharyngienne est d'un rouge vif. Depuis cette époque, j'ai revu, il y a un an, cet enfant ; la muqueuse pharyngienne et les amygdales sont absolument normales, et il n'y a pas eu trace d'amygdalite, ni d'autre phénomène morbide du côté de la gorge. LERICHE.

OBSERVATION

Mlle L..., de Paris, quatorze ans. Père et mère bien portants. Elle n'a jamais eu d'autres maladies que de fréquentes bronchites, elle est d'assez grande taille et présente toutes les apparences de la santé ; mais elle se fatigue très vite, transpire fréquemment. Elle est sujette aux maux de gorge, et elle vient de subir une amygdalotomie double au mois de juin dernier. On la conduit aux Eaux-Bonnes, en août 1894.

A cette époque, on voit de chaque côté, entre les piliers du voile du palais, et les débordant en tous sens, une masse volumineuse, rouge violacé, bosselée, sans forme déterminée et recouverte de matière pultacée. Le père me dit que ces sortes de végétations ont beaucoup augmenté de volume depuis l'opération.

Il y a de la gêne de la déglutition, surtout dans les mouvements de déglutition à vide et du « hem » continuel.

De plus, l'examen rhinoscopique postérieur permet de voir tout en haut de la partie postérieure du pharynx, une muqueuse très granuleuse et couleur lie de vin, recouverte de mucosités épaisses et visqueuses ; la petite malade fait souvent de violents efforts de déglutition pour dégager cette partie de son pharynx. Il y a aussi un peu d'embarras du côté des trompes d'Eustache, avec sensation de corps étrangers de l'oreille.

Je prescris un demi-verre d'Eaux-Bonnes par jour en boisson, une douche nasale et une douche pharyngienne, en augmentant progressivement la durée des séances pendant vingt-cinq jours.

Au bout des vingt-cinq jours, il n'y avait plus la moindre trace des végétations amygdaliennes, le pharynx supérieur étant dégagé, la muqueuse était redevenue normale, sauf le point d'implantation des amygdales, qui présentait une coloration un peu plus foncée. Plus de troubles du côté des trompes d'Eustache, et plus de « hem ».

LERICHE.

Pharyngite chronique. — Nous comprenons sous cette dénomination les appellations de *pharyngite glanduleuse*, *granuleuse exsudative* et *atrophique*, qui répondent à des aspects différents d'une même affection, aux états variés d'un même processus anatomo-pathologique, débutant par de la congestion veineuse, aboutissant à une modification de la sécrétion et à une hypertrophie plus ou moins marquée des follicules de la muqueuse. Toutefois nous croyons que la diathèse du malade imprime la marche à l'affection et que la forme *glanduleuse*, témoin d'une forte hypertrophie des follicules glanduleux, est plus fréquente dans le jeune âge et qu'elle signale le lymphatisme ; tandis que la forme *granuleuse*, où le processus atteint moins les follicules glanduleux que le tissu interstitiel, reflète plutôt l'arthritisme. L'hypertrophie glandulaire règle les modifications dans la nature du liquide sécrété ; celui-ci est d'abord très abondant, puis s'épaissit considérablement, et enfin diminue beaucoup; de là, les appellations de *pharyngite exsudative* et de *pharyngite sèche* ou *atrophique.*

Ces quelques considérations nous sont utiles car elles peuvent guider le traitement général ; elles nous indiquent que la forme glanduleuse du lymphatique réclame une forte minéralisation, des eaux riches en sulfures, et que la forme granuleuse, plus particulière à l'arthritique demandera une minéralisation plus atténuée, par les sulfurées calciques ou les hyposulfitées. Le traitement local doit, à son tour, tenir compte de ces indications : le pharynx du lymphatique ne redoutera pas une médication énergique par la sulfuration et les agents hydrodynamiques ; on prescrira donc, de préférence, la douche pharyngienne au tamis, dont on fera varier progressivement la température de 35 à 38° et la durée de cinq à vingt-cinq minutes. Le pharynx de l'arthritique, au contraire, réclame une thérapeutique moins excitante, il faudra redouter de congestionner une muqueuse déjà fortement hypérémiée et s'en tenir à la douche pulvérisée à la palette ou au tambour faite avec intervalles fréquents, avec une température indifférente, avec une courte durée totale au début, pour tâter la susceptibilité réactionnelle de l'organe malade ; un pédiluve chaud pris immédiatement après la douche locale peut rendre parfois les meilleurs services. — Les pulvérisations et les irrigations nasales ne seront prescrites qu'en cas de participation des fosses nasales. « Le humage sera réservé pour certains cas compliqués de laryngite et surtout de susceptibilité bronchitique (Royer). »

Enfin, si dans les formes glanduleuses et granuleuses franches, la cure sulfurée peut donner de bons résultats, le pronostic thérapeutique sera réservé dans les formes sèches avec sécrétion nulle ou très diminuée et une muqueuse d'aspect vernissé, indice évident d'atrophie.

Nous empruntons à M. Royer (1) l'observation suivante ; elle nous a paru intéressante parmi tant d'autres, car elle prouve qu'une cure sulfurée bien dirigée peut donner les meilleurs résultats, tout en restant exempte de toute action excitante soit locale, soit générale, chez un individu en puissance de goutte, comme c'est ici le cas.

Observation (2)

Angine exsudative chez un arthritique goutteux. — Le 15 août 1882, arrive à Challes M. X..., âgé de cinquante ans, de taille élevée et bien prise et de constitution lympho-arthritique. Il m'est adressé par le Dr Joly, médecin très distingué de Lyon. M. X... a toujours eu une sensibilité accentuée des voies respiratoires, une grande facilité à contracter des rhumes de cerveau, suivis de trachéites et de bronchites. Il souffre en outre depuis longtemps de la gorge ; sa voix se fatigue, s'enroue et s'éteint parfois, surtout pendant l'hiver, ce qui le gêne beaucoup dans sa profession d'avoué.

Il a eu une première attaque de goutte à trente-huit ans, suivie d'attaques successives, s'espaçant de deux en deux ans La dernière remonte à dix-huit mois. La durée moyenne de

(1) Royer. *De l'angine glanduleuse proprement dite et de l'angine interstitielle*, Paris. Levé, 1886.

(2) *Ann. hydr.*, 33.

l'accès est de quatre à cinq semaines ; celle du dernier a été de trois mois.

M. X... est fumeur. Il éprouve du côté de la gorge une sensation de sécheresse et de gêne modérée, mais constante. Il rejette de petits amas de mucosités par des efforts fréquents de *hemming*. Sa gêne s'accentue pendant les mois d'hiver durant lesquels M. X... est exposé à des poussées suivies d'extinction de voix.

A l'examen, je trouve la paroi postérieure du pharynx, recouverte d'un enduit grisâtre sordide, à surface terne, inégale et sèche. Cet enduit ne descend pas au delà d'un centimètre du niveau du bord inférieur du voile du palais, il remonte au contraire en haut. Après l'avoir enlevé à l'aide d'une petite éponge, on trouve au-dessous la muqueuse d'un rouge vif, avec des aspérités d'un volume variable, expression de la constitution hybride du sujet. Elles sont fixes dans leur généralité, tandis que quelques autres, en petit nombre, ont le volume et la saillie d'une grosse lentille. Les cordes vocales inférieures sont ternes, sèches et rosées.

Traitement. — Je donne, au début, l'eau de Challes en boisson à petite dose, coupée d'eau simple, afin de noter l'excitabilité du sujet ; comme elle est bien tolérée, j'augmente progressivement la dose jusqu'à 500 grammes que je ne dépasse pas. M. X... prend, en outre, une douche pulvérisée pharyngienne, deux gargarismes et un bain tous les deux jours.

La cure se poursuit dans les meilleures conditions pendant trois semaines.

M. X... revient l'année suivante à Challes. Il est enchanté ; son hiver s'est passé sans rhume, sans mal de gorge, sans toux et aussi *sans accès de goutte*. Je trouve à l'examen un peu d'enduit catarrhal, mais mince, peu adhérent, et sur une surface restreinte. Les cordes vocales inférieures sont à peu près normales, mais cependant encore ternes.

Le traitement de l'année précédente est repris et poussé plus activement ; j'y ajoute des irrigations nasales.

Tout se passe régulièrement, et M. X... va de mieux en mieux. Il revient encore en 1885 à Challes, ou il reste du 23 juin au 19 juillet. *Il ne se plaint plus de la gorge*, et chose remarquable, *il n'a pas eu d'attaque de goutte depuis son premier séjour à Challes.* Son retour est motivé par une bronchite survenue, il y a six semaines, à la suite d'un bain intempestif et ayant, comme résultat final, occasionné une grande fatigue.

Décoloration des muqueuses palpébrales, bouffissure des paupières, toux et expectoration le matin, râles sous crépitants aux deux bases, rien au cœur, urines normales. Il n'y a plus d'enduit sur la muqueuse pharyngienne, lubrifiée par un mucus fluide ; surface rosée de la muqueuse, sans congestion et avec granulations diminuées et affaissées ; larynx normal.

Traitement. — Eau en boisson depuis 100 jusqu'à 800 gr. par vingt-quatre heures : séances d'inhalation, gargarismes et irrigations nasales ; bain à la fin de la première semaine, d'abord tous les deux jours, puis quotidien. M. X... a quitté Challes dans un bon état. J'ai encore eu de ses nouvelles le 3 septembre 1885 ; elles étaient excellentes. (Royer.)

CHAPITRE V

APPLICATION DES EAUX SULFUREUSES

AU TRAITEMENT DES MALADIES DU LARYNX

Nous n'avons pas à décrire des procédés hydriatiques spéciaux aux affections laryngiennes; car les médications en usage sont communes au pharynx, au larynx, aux poumons, et nous les avons étudiées précédemment. Nous examinerons le traitement de la *laryngite chronique pure*, de la *laryngite tuberculeuse* et de la *syphilis laryngée*.

Laryngite chronique. — L'étiologie de cette affection doit être notre meilleur guide dans les indications et la formule du traitement hydro-minéral. Il faut, en effet, se rappeler que si la laryngite chronique peut succéder à la laryngite aiguë, elle a bien souvent pour origine un catarrhe chronique des voies aériennes supérieures. Ainsi, la laryngite et la pharyngite chroniques coexistent fréquemment, et toutes les deux sont souvent la conséquence d'une respiration buccale par sténose des fosses nasales. D'autres fois, on se trouvera en présence « de sécrétions plus ou moins épaisses, dont quelques-unes revêtent l'aspect de tumeurs ou de croûtes ; ce sont là des altérations que l'on rencontre parfois au cours de catarrhes chroniques des voies respiratoires supérieures (rhinite strumeuse ou ozène); ces croûtes ne se forment pas dans l'intérieur du larynx, bien que certains auteurs l'aient affirmé (ozène trachéal) ; c'est des fosses nasales que tombent ces croûtes, qui par leur adhérence possible à la muqueuse laryngée, peuvent engendrer de grands dangers d'obstruction et l'irritation de cette muqueuse (blennorrhée de Stoerk (1). » Nous pourrions nous étendre encore très longuement sur cette concomitance possible du catarrhe laryngé avec une affection nasale ou pharyngée ; mais ils ne nous serviraient, en l'espèce, qu'à montrer l'utilité d'une médication spéciale à chacune de ces régions, sans laquelle le seul traitement laryngé serait insuffisant. Nous avons vu dans les chapitres précédents quelles étaient les indications de ces affections des voies aériennes supérieures, et nous n'y reviendrons pas.

Quant à l'importance ètiologique qu'il faut donner aux diathèses, il est évident qu'elle doit entrer en ligne de compte aussi bien dans le traitement local que dans le traitement général. Mais il est bien difficile, d'après la diathèse, d'assigner telle ou telle forme clinique à l'affection qui nous occupe. D'après M. Ferras, la laryngite chronique chez les arthritiques s'accompagnerait toujours de coryza chronique, de pharyngite à forme granuleuse et très souvent de grosses amygdales. Ces dernières lésions seraient le point de départ, et presque toujours la laryngite n'existerait chez eux que secondairement. Les signes laryngoscopiques seraient :

---

(1) GOUGUENHEIM. *Traitement des laryngites chroniques*, in Traité de Thérapeutique appliquée. Paris, Rueff, 1896.

l'hypérémie et l'épaississement de la muqueuse au niveau de la région aryténoïdienne, soit en masse, soit par îlots avec prédominance droite ou gauche, et surtout au niveau des bandes ventriculaires ; — l'effacement du ventricule de Morgagni ; — de la chordite sans ulcérations, parfois avec une légère parésie d'une ou des deux cordes. Enfin les signes fonctionnels seraient l'expulsion de mucosités blanchâtres ; des troubles de la voix allant du léger voile à l'aphonie ; de la déglutition douloureuse quelquefois et de la gêne respiratoire.

Mais ces signes ne nous paraissent pas assez nettement tranchés pour constituer une forme à part, qui pourrait s'appeler la laryngite chronique arthritique, et il suffit d'avoir décelé le lymphatisme ou l'arthritisme pour instituer une thérapeutique rationnelle. Nous ne reviendrons pas sur le choix de la station, car nous avons assez souvent répété qu'il appartenait à la diathèse, et nous nous arrêterons seulement sur les indications fournies par l'état local.

Lorsqu'il y aura tuméfaction de la muqueuse laryngienne, des cordes vocales, ou de la douleur, soit une augmentation de la sensibilité, soit encore une forte hyperémie, il faut agir avec prudence et ne pas risquer de provoquer une excitation locale, qui pourrait déterminer une suspension de traitement par l'aggravation des signes locaux. Aussi faudra-t-il débuter par le *humage*, fait toujours à une température indifférente, *avec mélange d'air* et des intervalles fréquents de repos. Ce n'est qu'après avoir ainsi habitué et tâté l'excitabilité de la muqueuse qu'on sera autorisé à employer la douche pharyngienne pulvérisée, dont on augmentera progressivement la durée. Nous avons souvent dit que dans le traitement des affections des voies aériennes, chez les congestifs, la révulsion sur les extrémités inférieures, à l'aide de douches, de pédiluves ou de demi-bains chauds, rendait les meilleurs services.

Quand l'affection laryngée sera greffée sur un terrain lymphatique ou scrofuleux, c'est aux sulfurées sodiques à principe fixe qu'il faudra s'adresser.

Enfin, disons que le résultat de la cure sera d'autant plus satisfaisant que l'affection sera mieux cantonnée au larynx et que le catarrhe sera moins ancien. Si l'on observe de l'hypertrophie glandulaire bien définie, des ulcérations ou même de simples érosions, et si l'affection semble prédominer à la région aryténoïdienne, il faudra toujours penser à un début de tuberculose laryngée, qui ferait varier le pronostic et le traitement.

Laryngite tuberculeuse. — Nous ne nous occuperons ici que de la *laryngite tuberculeuse* et avec Lennox Browne nous la considérerons comme une affection *secondaire* à une autre manifestation de la bacillose, la tuberculose pulmonaire presque toujours. Aussi nous préoccuperons-nous, dans le cours de cet aperçu, des indications thérapeutiques qui peuvent nous être données à la fois par l'état du poumon et par l'état du larynx. La pathogénie et la clinique unissant les deux lésions, la thérapeutique serait irrationnelle, si elle les considérait séparément. Nous dirons, tout d'abord, que si la clinique accorde un pronostic meilleur à une tuberculose plus laryngée que pulmonaire, c'est précisément dans cette forme que la cure sulfurée produit ses effets les plus favorables. Mais cette seule constatation ne suffit pas pour justifier l'indication de la médication sulfurée, car il n'est pas d'affection qui demande plus d'égards que la tuberculose laryngo-pulmonaire.

Dans l'emploi des eaux sulfureuses, il faut tenir compte, en effet, de l'action excitante locale qu'elles peuvent déterminer, et voici comment M. Sénac-Lagrange s'exprime à ce sujet : « L'état irritatoire, dit-il, que l'eau sulfureuse produit sur les tissus profonds, provoque la prolifération conjonctive qui sert la cicatrisation de la perte de substance. A son tour cette prolifération fait l'enkystement du néoplasme, et dans un autre sens sert la transformation fibreuse et crétacée du tubercule. C'est dans les périodes de transition d'un degré à un autre que la médication sulfureuse d'emblée est dangereuse, parce que son action première irritative exige de la part du tissu impressionné des conditions de réceptivité particulière, qui sont toujours des conditions de résistance pouvant manquer, et qu'alors l'action irritative devient action nocive, précipitant l'évolution régressive. » Il est donc de toute utilité de surveiller attentivement cette réaction locale, quelle que soit la période d'évolution où se trouve la maladie, et c'est ici que se place la question des hémoptysies que les eaux sulfureuses ont la réputation plus ou moins justifiée de provoquer. Il est reconnu, à peu près généralement, que, de toutes les pratiques balnéaires, la boisson est celle qui réclame le plus d'attention de la part du médecin, car il suffit souvent d'un quart de verre d'eau sulfureuse pour déterminer un crachement de sang. C'est surtout dans les périodes de transition de cette redoutable maladie que le tissu pulmonaire se trouve dans le plus grand état d'atonie du système circulatoire. Aussi faut-il tâter l'éréthisme local de son malade et le médecin thermal, connaissant plus particulièrement l'action des eaux, est seul juge des doses qu'il doit prescrire. Pour nous, qui faisons une étude générale sur les eaux sulfureuses, il nous est impossible d'en fournir des données même approximatives, le principe sulfureux et son mode d'action variant non seulement avec chaque station, mais encore avec chaque source.

D'autre part, M. Cazaux nous dit, observations à l'appui : 1° l'hémoptysie thermale ne survient que chez des malades ayant eu antérieurement des crachements de sang; et, dans ces cas, c'est plus une mauvaise hygiène que l'eau sulfureuse absorbée qui doit être mise en cause. Les médecins espagnols, dit-il, craignent si peu les inconvénients de l'eau sulfureuse en la matière qu'ils adressent souvent dans les stations pyrénéennes des malades ayant eu une ou plusieurs hémoptysies. 2° Si, malgré les précautions prises, ou à la suite d'une imprudence, le crachement de sang survenait, il ne faudrait pas s'en émouvoir, il est toujours de plus courte durée que l'hémoptysie commune, et il suffit de suspendre la médication hydro-minérale pendant deux ou trois jours pour la voir s'arrêter d'elle-même.

Quant à nous, nous ne partageons pas cette opinion, car nous estimons que toute hémoptysie doit être évitée, et d'une manière générale on surveillera le pouls et le cœur : « Méfiez-vous, dit Sénac-Lagrange, dès qu'au milieu de phénomènes de torpidité générale, vous verrez le pouls gagner en largeur et en fréquence. L'hémoptysie n'est pas loin. » Comme moyen préventif nous citerons toutes les méthodes de révulsion contre les poussées congestives des voies aériennes supérieures : la douche froide sur les pieds, prise après le humage ou la douche pharyngienne, a donné de bons résultats entre les mains de MM. Caulet (1), Bourgarel, Emond, etc. Elle sera administrée après une douche chaude sur les pieds, plutôt que seule et immédiatement froide ; enfin on lui préfère une assez forte pression (dix mètres au moins) et une courte durée (trente secondes environ). On peut encore, dans le même ordre d'idées, employer le pédiluve et le demi-bain chaud, qui produisent également une bonne révulsion, mais qui, chez la femme, ont l'inconvénient de congestionner le petit bassin. Ces pratiques sont assurément très efficaces, mais il ne faudra jamais perdre de vue les réactions possibles du côté du cœur, qui est si sensible chez les tuberculeux.

La médication locale de choix dans la tuberculose laryngo-pulmonaire sera le humage. Fait par séances courtes et répétées dans la journée, il exercera une action sédative, émolliente, atténuant la toux, la sécheresse de la gorge et la fréquence du pouls. Plus encore que tout autre malade, le tuberculeux sera mis en garde contre l'aspiration des vapeurs sulfureuses sans mélange d'air, sous peine de voir survenir chez lui une sensation d'étouffement fort désagréable, du vertige, de la céphalalgie, et par conséquent l'excitation au lieu de la sédation. Nous nous sommes déjà bien suffisamment étendu sur cette question à propos du humage en général, et nous ne voulons ici que la souligner au sujet du tuberculeux, dont la cure est si délicate à diriger.

---

(1) Caulet. In *Ann. d'hydr.*, t. XXX.

Lorsque le humage est bien fait et bien dirigé, la toux diminue, les crachats sont expectorés plus facilement, la voix est plus claire et plus facile. On constate aussi la suppression des sueurs nocturnes, la diminution de la diarrhée colliquative chez les malades les plus affaiblis ; l'appétit augmente et la nutrition générale se relève. Avec M. Duhourcau nous estimons que l'emploi du humage, dans la tuberculose laryngée, sera limité aux lésions superficielles, atones, et proscrit dans les cas subaigus d'œdème ou de lésions des cartilages.

Comme procédé local, nous ne recommandons guère l'usage de la douche pharyngienne pulvérisée dans cette affection; car, en l'espèce, il ne faut pas oublier que les pulvérisations occasionnent parfois la fatigue et qu'elles sont toujours un peu irritantes.

Enfin, on prescrira avec fruit le bain général en employant au début une faible sulfuration et la graduant progressivement selon les cas; mais sa température ne saurait jamais varier et elle sera toujours indifférente.

Pour conclure, nous dirons : on prescrira les eaux sulfureuses aux tuberculeux qui expectorent en abondance et qui n'ont pas de tendance aux hémoptysies. Parmi ces malades atteints de phtisie à allure torpide, ceux qui retireront le meilleur fruit de la cure sont ceux dont l'affection sera moins avancée, et plus laryngée que pulmonaire. On leur prescrira un traitement local par le humage et dans le traitement général il faudra porter toute son attention sur la boisson.

Syphilis laryngée. — Nous ne nous étendrons pas longuement sur les laryngites syphilitiques, car dans ces affections les indications de la cure sulfurée sont celles de la syphilis en général, et nous les avons déjà examinées au début de cette étude ou au sujet de la syphilis du nez.

Les accidents de la période secondaire ont la réputation d'être passagers et anodins et réclament très rarement une thérapeutique énergique, où la médication sulfurée pourrait intervenir comme adjuvant du traitement spécifique. Mais les eaux sulfureuses sont nettement indiquées contre les troubles vocaux et le catarrhe tenace qui restent à la suite de ces manifestations, après avoir résisté au mercure et à l'iodure. D'ailleurs, voici comment M. Cordier s'exprime à ce sujet dans son *Manuel de laryngologie* : « Certains cas d'angines syphilitiques de la période secondaire, dit-il, présentent une ténacité désespérante et semblent très peu influencés même par le sirop de Gibert; il est bon, dans ces cas rebelles, de faire prendre en même temps des bains sulfureux. C'est alors que l'on obtient des résultats très rapides par une saison aux eaux sulfureuses. »

A la période tertiaire, la syphilis détermine sur le larynx des accidents redoutables dont la gomme est le phénomène initial et le rétrécissement cicatriciel la terminaison. Aussi, dès l'apparition de ces manifestations, faut-il user d'une médication iodo-mercurielle aussi active que possible, et les eaux sulfureuses viendront aider utilement le traitement spécifique, soit en facilitant l'absorption et l'élimination du mercure, soit en favorisant localement le processus de résolution.

Nous donnons les observations suivantes à titre d'exemple du rôle utile que la médication sulfurée peut jouer, employée soit seule, soit concurremment avec le traitement spécifique.

Observation (1)

Cas de laryngo-pharyngite.— Syphilis de cinq à six mois. Homme de trente et un ans, capitaine marchand, grand, maigre, sec. En mars 1881, chancre syphilitique, etc. Un mois après, fait naufrage, reste plusieurs heures mouillé, et depuis a la voix couverte et rauque. Actuellement la muqueuse pharyngée est hypertrophiée, tandis que l'épiglotte et la muqueuse vestibulaire, pâles au contraire, tranchent sur le rouge vif du larynx. Aux deux sommets, résonance affaiblie en arrière et affaiblissement respiratoire léger.

Boisson, pulvérisations, bains à César.

Plus tard, je pratiquai quelques séances de faradisation laryngée.

Après douze jours, le malade a hâte de quitter Cauterets; sa voix est plus forte ; l'état local meilleur. Il ne s'est produit aucune éruption spécifique.

Observation (2)

Homme de vingt-huit ans, tempérament lymphatique, constitution bonne. A un chancre, plaques muqueuses aux lèvres ; il y a deux ans et demi, a fait plusieurs traitements spécifiques. Actuellement laryngite légère, simple rougeur érythémateuse, voix couverte, submatité légère aux deux sommets.

Après vingt jours de traitement sulfureux (boisson, bains, pulvérisations, puis douches), l'état général est excellent,

(1) Duhourcau, *Ann. d'hydr.*, 1888.

(2) *Ibid.*

la voix forte, la congestion des premières voies respiratoires a disparu et aucune éruption ne s'est produite.

Observation (1)

Homme de quarante-sept ans, officier, constitution bonne, tempérament sanguin. Syphilis en 1860, laryngite, croûtes dans les cheveux, plaques muqueuses dans la gorge. Traitement mercuriel de six mois, puis iodure de potassium de temps à autre. Vient à Cauterets pour soigner laryngite catarrhale contractée à la suite de refroidissement.

Après vingt-quatre jours de traitement ayant consisté en boisson Raillère et Mauhourat le matin et César le soir, pulvérisations, bains de piscine et à la fin douches écossaises. Gorge et larynx guéris, état général excellent sans que la moindre excitation ou éruption spécifique se soit montrée.

Observation (2)

Homme de cinquante ans, fort, santé générale bonne. Etant militaire eut chancre, ulcérations de la gorge, etc. Mercure et iodure de potassium prolongés, depuis huit à dix ans, voix enrouée le matin, moins voilée le jour; mais empêchant le chant et quelquefois la conversation. Rougeur généralisée du larynx, vestibule et cordes vocales ; céphalée.

Boire matin Raillère un verre, Mauhourat un à deux verres; pulvérisations de vingt à trente minutes; bains César de 30 à 35° tous les deux jours. Après dix-huit jours de ce traitement exclusivement sulfureux, le malade se dit enchanté de l'effet fortifiant produit par les eaux, et surtout

(1) Duhourcau, In *Ann. d'hydr.*

(2) *Ibid.*

de la facilité plus grande qu'il éprouve à converser sans éprouver la douleur de tête habituelle. Pas d'excitation, ni d'éruption spécifique.

Observation (Duhourcau)

Homme de vingt-six ans, officier, grand, fort, vient soigner les suites d'une pleurésie datant du mois précédent. Après vingt et un jours d'un traitement actif, boisson, bains, douches, il part considérablement amélioré. Revient le 28 juin 1882; toute trace de pleurésie a disparu, mais il existe une *laryngite spécifique*, avec voix rauque, presque aphone, datant de février 1892 et survenue assez brusquement. L'épiglotte est rouge, mais il m'est impossible d'apercevoir le larynx à l'examen laryngoscopique. Le docteur Ed. Fournié, de Paris, avait également dû y renoncer. Sur mon interrogation, le malade, bon viveur, se rappelle avoir eu, il y a quatre ou cinq ans, un chancre suivi bientôt de maux de gorge, mais sans autre accident.

En présence d'une laryngite que je crois syphilitique, je prescris traitement sulfureux, combiné avec biiodure de mercure ioduré.

Après vingt jours, l'amélioration est accusée; la voix est plus forte, tout à fait claire pendant une heure à une heure et demie, après la pulvérisation faite matin et soir; l'état général est excellent, bien que l'iodure fatigue un peu.

Une semaine plus tard, la saturation s'accuse, et le malade ne se trouvant plus aussi bien, je fais suspendre la médication iodurée et la boisson sulfureuse, en continuant quelques jours encore des douches écossaises courtes.

Le 31 juillet, le malade part amélioré, non tout à fait guéri, et j'ai le regret de ne pas savoir ce qui est advenu depuis.

J'ai cependant tenté d'être renseigné, et j'en eusse été

d'autant plus heureux que je crois que l'amélioration a dû s'accuser davantage après un certain temps, car il était convenu que mon malade devait revenir faire une seconde cure, et je ne l'ai pas revu.

CHAPITRE VI

APPLICATION DES EAUX SULFUREUSES

AU TRAITEMENT DES MALADIES DE L'OREILLE

Nous serons brefs, sur cette partie de notre étude, car la disposition anatomique de l'organe gêne parfois l'application d'une thérapeutique locale. Mais plus qu'à toute autre place nous insisterons sur les bons effets que nous devons attendre de la cure générale, nous adressant ainsi plus spécialement à l'état général défectueux qu'à l'organe malade. La parole autorisée de M. Ménière vient d'ailleurs à l'appui de notre opinion (1) : « Est-il besoin, dit-il, d'insister longuement sur l'importance du traitement général dans les affections de l'oreille ? La scrofulose, le lymphatisme, la syphilis, le rhumatisme, la goutte et la tuberculose doivent être combattus dans leurs manifestations diverses. Reconstituer l'organisme, donner aux malades le moyen de résister aux infections variées qui frappent l'appareil auditif, voilà des indications précises qu'aucun praticien ne peut méconnaître. » Nous avons vu en tête de ce travail comment la médication sulfurée, en perfection-

(1) Ménière. Notions pathologiques et indications thérapeutiques générales sur les maladies de l'oreille (in *Traité de thérapeutique appliquée* de A. Robin).

nant des échanges nutritifs, nous offrait une thérapeutique puissante dans le lymphatisme, la scrofule et l'arthritisme ; nous avons dit également à quelles variétés de source, à quels modes d'emploi répondait chacune de ces diathèses, nous n'y reviendrons pas.

Nous passerons rapidement en revue quelques affections chroniques de l'oreille externe et de l'oreille moyenne ; car l'oreille interne est directement inaccessible à tout traitement externe.

Affections de l'oreille externe. — Parmi les dermatoses qui atteignent l'oreille externe, l'*eczéma* est une des plus fréquentes et aussi des plus tenaces. Mais les avis sont partagés sur l'indication du traitement sulfuré. Bazin, notamment, enseigne que les eaux sulfureuses sont plutôt nuisibles ; M. Grimaud, d'autre part, précise la contre-indication et soutient que l'on peut prévoir l'eczéma curable par les eaux sulfureuses. Il considère comme une fâcheuse complication « le prurit, qui, dit-il, indique par lui-même que l'on a affaire à une lésion portant sur la sensibilité générale ». Il est bien évident, en effet, que les eaux sulfureuses sont capables de déterminer une surexcitation du système nerveux, des picotements et de la démangeaison. Si le prurit est modéré, elles peuvent donner un résultat d'autant plus satisfaisant que l'on fait agir des sources à basse sulfuration, et parmi celles-ci, celles qui sont le plus chargées en barégine ; enfin, par le procédé local, on donnera le choix à la pulvérisation. Mais où la médication sulfurée aura ses meilleurs effets et agira pour ainsi dire à coup sûr, c'est dans les formes impétigineuses de l'eczéma.

L'*otite externe chronique* est une affection dont le pronostic est toujours sérieux et elle doit être soignée avec beaucoup de persévérance, car ses récidives sont fréquentes et liées la plupart du temps à des dyscrasies. On fera des lavages fréquents d'oreille, et c'est après avoir balayé le pus et les produits des sécrétions pathologiques que l'eau sulfureuse constituera un topique salutaire, à la condition de surveiller et de régler l'action excitante, pour éviter la myringite.

Affections de l'oreille moyenne. — De toutes les maladies de l'oreille moyenne, celle qui mérite le plus notre attention, c'est assurément l'*otite moyenne suppurée*. Le temps n'est plus, en effet, où en tête d'un pareil chapitre « on n'aurait trop su s'élever contre la doctrine ancienne de la suppuration salutaire et du *noli me tangere*, doctrine qui ne résultait que de l'ignorance des causes et des effets du mal, et de l'absence de moyens curatifs ». Le pronostic de l'otorrhée est des plus graves, et pour si bénin qu'il soit au début, un écoulement d'oreille doit toujours être considéré comme une affection sérieuse par les conséquences redoutables qui peuvent lui succéder. La diminution de l'ouïe, provoquée par la destruction partielle ou totale de la membrane du tympan et des osselets, même la surdité complète par propagation au labyrinthe de l'affection de la caisse deviennent des suites moins graves, quand on les compare aux phlegmons de l'apophyse mastoïde, à la carie du rocher, à la phlébite des sinus latéraux, à l'inflammation des enveloppes cérébrales. Le médecin a le devoir de s'opposer aux suppurations de l'oreille par une thérapeutique aussi complète que variée, par les moyens locaux et les moyens généraux; mais, pour connaître les indications de la cure sulfurée, il doit interroger l'étiologie de l'affection : les causes déterminantes et les antécédents morbides du malade. Nous laisserons de côté les causes diathésiques prédisposantes dont l'importance n'échappe à personne et dont nous avons déjà si souvent décrit les indications variées. Quant aux causes efficientes, celles qui intéressent plus particulièrement le médecin thermal sont celles qui ont leur point de départ dans le naso-pharynx ; aussi, localement, la thérapeutique doit-elle s'adresser au catarrhe naso-pharyngé, aux végétations adénoïdes, etc., affections que nous avons étudiées précédemment et qui, par conséquent, deviennent doublement justiciables d'un traitement sulfuré, d'abord par elles-mêmes, ensuite au point de vue prophylactique de l'infection otique. Enfin, d'une façon générale, comme le fait remarquer M. Gellé (1), « l'otorrhée est un abcès osseux, ou ossifluent, qui transforme l'organe et son conduit en une fistule osseuse, menant à un foyer infectieux intra-osseux », et nous savons comment, par l'usage des sulfurées sodiques fortes, les suppurations anciennes sont souvent taries et les trajets fistuleux rapidement comblés. Le traitement local consistera en lavages et bains.

Les mêmes causes qui président à la suppuration de l'oreille doivent nous intéresser dans l'*otite moyenne chronique non suppurative*. Mais, dans ce cas, le traitement local sera dirigé avec mesure, surtout si l'on constatait une inflammation quelconque de la Membrane,

(1) Gellé. Traitement de l'otorrhée. (In *Traité de thérapeutique appliquée* de A. Robin.)

car toute action existante serait alors plus nuisible qu'utile. Pour cette raison, on prescrira les vapeurs sulfureuses avec plus de fruit que l'eau elle-même. Nous conseillons le procédé Valsava, employé par Ruault : la bouche remplie de vapeurs sulfureuses est fermée hermétiquement et le malade obture le nez en le serrant entre deux doigts ; à ce moment, il fait une forte expiration de deux à trois secondes. Pour éviter le vertige que donne quelquefois ce procédé de distension de la trompe d'Eustache, il faut recommander aux malades de rejeter la tête en arrière au moment de l'effort expiratoire. Faite ainsi, cette pratique pourra être renouvelée plusieurs fois pendant une même séance de humage. Les vapeurs sulfureuses peuvent être encore injectées soit avec la poire de Politzer pendant un moment de déglutition, soit avec l'appareil imaginé dans ce but par M. Gouraud et qui a donné d'excellents résultats entre les mains de M. de Lavarenne (1). Enfin, si la caisse est comblée par des exsudats, sans être toutefois œdématiée ou hyperémiée, on prescrira, soit des bains locaux, soit des douches pulvérisées chaudes ou des irrigations abondantes à l'aide d'un spéculum à deux tubulures. Le choix de la station et de la source sera fait d'après l'état général.

Nous terminerons en rappelant que le naso-pharynx doit faire l'objet de toute notre attention dans cette forme d'otite comme dans toutes les maladies de l'oreille ; car, s'il y a une affection naso-pharyngée concomitante, le seul traitement de celle-ci peut amener la guérison du catarrhe otique.

---

(1) De Lavarenne. Luchon. Sources, thermes, climat (Paris, 1886).

CONCLUSIONS

I. — Les eaux sulfureuses sont un médicament complexe dont la composition change avec chaque groupe et avec chaque source. Mais, d'une façon générale, on peut les comprendre dans quatre grandes variétés : les sulfurées sodiques à principe fixe; les sulfurées sodiques dégénérées alcalines ; les hydrosulfurées calciques ; les hydrosulfurées chlorurées.

II. — Les effets locaux des eaux sulfureuses se manifestent par une excitation locale, qui varie avec les formes que revêt le principe sulfureux : très marquée dans les eaux polysulfurées, elle est moindre dans les eaux sulfitées et hyposulfitées, et presque nulle dans les sources qui contiennent du soufre en suspension. Enfin la base calcique paraît atténuer les effets dus au principe sulfureux.

III. — Les effets généraux des eaux sulfureuses s'exercent sur les fonctions d'assimilation et de désassimilation, et se traduisent par une suractivité dans les échanges nutritifs.

IV. — Les scrofuleux et les lymphatiques réclament les sulfurées sodiques, riches en sulfures, ou encore les chlorurées sulfureuses. Les hydrosulfurées calciques conviennent aux affections qui revêtent un caractère inflammatoire ou subinflammatoire. Aux arthritiques, on conseillera les eaux à faible sulfuration, et, de préférence, les eaux hyposulfitées alcalines. Enfin, dans la syphilis, les sulfurées sodiques, principalement, jouent le rôle d'adjuvant de la médication spécifique.

V. — Les modes d'emploi mettent en jeu les facteurs hydrodynamiques (température, pression de l'eau, etc.) qui viennent ajouter leurs effets particuliers à ceux qui appartiennent à la minéralisation de l'eau. Savoir combiner ces effets hydrodynamiques aux effets médicamenteux proprement dits de l'eau sulfureuse, c'est faire acte judicieux et raisonné de balnéothérapeute.

VI. — Il nous est bien difficile de donner des conclusions générales absolument précises sur le traitement des maladies spéciales que nous avons examinées : à chaque affection convient une médication particulière, et il nous faudrait reprendre tour à tour chacune d'elles, ce qui serait une redite, non un résumé. Cependant, un double but doit nous guider dans la formule du traitement : l'état constitutionnel d'une part, l'état morbide local de l'autre. C'est dire que les applications des eaux sulfureuses au traitement des maladies du nez, du pharynx, du larynx et de l'oreille découlent des effets locaux et généraux de la médication, et que l'indication de telle ou telle station, de telle ou telle source, de tel ou tel procédé hydriatique, se déduit de l'état général du malade, en même temps que de l'affection de ses voies aériennes.

VII. — L'état local nous orientera dans la prescription des procédés locaux ; mais, si ces pratiques appliquées avec méthode peuvent améliorer ou guérir une affection déterminée, il faut toujours penser aux grands effets généraux des eaux sulfureuses sur la nutrition ; et nous estimons qu'une cure est incomplète et irrationnelle avec la seule médication locale, sans traitement général approprié.

Pour mieux préciser nous dirons : l'état constitutionnel indiquera au médecin spécialiste la station, au médecin thermal la formule du traitement général ; et l'affection particulière désignera la source et le procédé local.

INDEX BIBLIOGRAPHIQUE

ANDRAL. — De l'action des eaux sulfureuses d'Eaux-Bonnes sur l'excrétion de l'urée (in *Ann. Hydrol.*, 1883).

ARMIEUX. — Note sur la source Barzun-Barèges descendue à Luz (in *Ann. d'Hydrol.*, 1881).

AUPHAN. — Généralités sur les sources thermales d'Ax et sur leurs principales applications thérapeutiques (Foix, 1889).

— Eaux sulfureuses des Pyrénées (Alais, Brabo, 1897).

BERNARD. — Traitement hydrominéral des maladies des voies respiratoires (in *Ann. d'Hydrol.*, 1897).

BOUYER. — Affections chroniques de la gorge et du larynx à Cauterets (in *Ann. d'Hydrol.*, 1897).

BOURGAREL. — Note sur l'emploi de la douche froide sur les pieds dans les maladies des voies respiratoires (in *Ann. d'Hydrol.*, 1885).

BÉNI-BARDE. — Quelques considérations sur l'hydrothérapie (in *Ann. d'Hydr.*, 1890).

BOUCOMONT. — De l'angine granuleuse chez les arthritiques (in *Ann. d'Hydrol.*, 1886).

BÉNARD (Paul). — Examen critique des principaux procédés appliqués à la pulvérisation des eaux minérales (in *Ann. d'Hydr.*, 1884).

BERLIOZ. — Note clinique sur le traitement de la syphilis à Uriage (in *Ann. d'Hydr.*, 1884).

Byasson. — Dosage des substances azotées de l'urine au point de vue hydrologique (in *Ann. d'Hydr.*, 1884).

Breuillard. — Inhalations médicamenteuses et gazeuses (in *Ann. d'Hydr.*, 1888).

— De l'inhalation sulfurée (in *Ann. Hydrol.*, 1886).

Castex. — Sur les maladies de la voix (Paris, 1898).

— Maladies du nez et des oreilles (in *Traité de Chirurgie* de Le Dentu et Pierre Delbet, Paris, 1897).

Cazaux. — Azote dans les eaux minérales (in *Ann. d'Hydr.*, 1897).

— Nouvelle contribution à l'étude de l'hémoptysie dite thermale (in *Ann. Hydr.*, 1893).

— Les Eaux-Chaudes et leurs eaux minérales (in *Ann. Hydr.*, 1892).

— Note sur le traitement hydro-minéral des maladies des voies respiratoires chez les enfants (in *Ann. Hydr.*, 1890).

Caulet. — De la douche froide sur les pieds et de ses usages (in *Ann. Hydr.*, 1885).

— L'action sédative des eaux de Saint-Sauveur (in *Ann. Hydr.*, 1886).

Cathelineau. — Frictions mercurielles et bains sulfureux (in *Ann. Hydr.*, 1895).

Constantin (Paul). — De la question des douches (in *Ann. Hydr.*, 1881).

Collin. — La goutte et le rhumatisme (in *Ann. Hydr.*, 1880).

— Saint-Honoré-les-Bains (Paris, 1886).

Cazalis (Henri). — Aix-en-Savoie, Marlioz, Challes et Saint-Simon. — Étude médicale (Paris, 1882).

Comte. — Notice médicale sur les eaux thermales de Saint-Honoré-les-Bains (Paris, 1896).

Duhourcau. — Rôle actif de l'azote dans les eaux minérales (in *Ann. Hydr.*, 1897).

— L'inhalation et le humage (in *Ann. Hydr.*, 1889).

Duhourcau — Note sur la pulvérisation des eaux sulfureuses (in *Ann. d'Hydr.*, 1886).

Durand-Fardel. — A propos de l'emploi de l'eau chaude en hydrothérapie (in *Ann. Hydr.*, 1891).

— Des transformations successives des eaux sulfurées sodiques et des considérations thérapeutiques qui s'y rattachent (in *Ann. Hydr.*, 1889).

— De la substitution irrationnelle de la douche thermale et de l'hydrothérapie au bain minéral (in *Ann. Hydr.*, 1883).

— De la balnéation thermale (in *Ann. Hydr.*, 1883).

— Des applications de la méthode analytique à l'étude de la thérapeutique thermale (in *Ann. Hydr.*, 1890).

— La goutte et les eaux sulfurées (in *Ann. Hydr.*, 1888).

— Contribution à l'étude de l'arthritis (in *Ann. Hydr.*, 1880).

Delmas. — Expériences sur l'action physiologique du froid et de la chaleur sur l'organisme (in *Ann. Hydr.*, 1880).

Emond. — Du catarrhe nasal et de son traitement par l'irrigation continue aux eaux du Mont-Dore (in *Ann. Hydr.*, 1883-1884).

Ferras. — Du coryza chronique arthritique et de son traitement à Luchon (in *Ann. Hydr.*, 1895).

— Traitement de la laryngite chronique aux thermes de Luchon (in *Ann. Hydr.*, 1885).

Faisans. — Traitement des maladies de l'appareil respiratoire (in *Traité de Thérap. appliq.*, de A. Robin, Paris, 1897).

Fernand-Lavergne. — Étude sur les eaux de Luchon ; rapports de leur altérabilité avec leurs effets excitants (in *Ann. Hydr.*, 1886).

Grimaud. — Des phénomènes résolutifs dus à la médication de Barèges (in *Ann. Hydr.*, 1892).

— La syphilis à Barèges (in *Ann. Hydr.*, 1884).

Granier. — De l'association des sulfureux avec la révulsion, à Amélie-les-Bains (in *Ann. Hydr.*, 1884).

Guinier. — La phtisie du larynx à Cauterets (Pau, imprimerie Cazaux).

GUINIER. — La source thermale sulfureuse de la Raillière de Cauterets (Paris, 1890).

GELLÉ. — Traitement des maladies des oreilles (in *Traité de Thérap. appl.*, de A. Robin, Paris, 1897).

GOUGUENHEIM. — Traitement des maladies de l'appareil respiratoire (in *Traité de Thérap. appl.*, de A. Robin, Paris, 1897).

KLEMPERER. — L'hydrothérapie dans les maladies internes (Société de *Balnéologie allemande*, Berlin, 1896).

LAVARENNE (DE). — Syphilis et eaux sulfureuses (in *Ann. Hydr.*, 1897).

— Luchon : sources, thermes, climat. Propriétés physiologiques et thérapeutiques (Paris, 1886).

LERICHE. — Traitement des végétations adénoïdes aux Eaux-Bonnes (in *Gazette des Eaux*, 1897).

— Les végétations naso-pharyngiennes et les eaux sulfureuses (in *Ann. d'Hydr.*, 1895).

LEUDET. — Quelques mots sur les angines (in *Ann. Hydr.*, 1891).

— Phtisie pulmonaire et bacille tuberculeux (*Union médicale*, 1891).

— Les bronchitiques goutteux aux Eaux-Bonnes (Paris, 1880).

LABAT. — L'azote dans les eaux minérales (in *Ann. Hydr.*, 1889).

LEMARCHAND. — La question des douches (in *Ann. Hydr.*, 1883).

— De la douche rationnelle et de la douche irrationnelle (in *Ann. Hydr.*, 1886).

LINDEMANN. — Action mécanique des bains (*Deutsche Bæder Verband*).

LA HARPE (DE). — Formulaire des eaux minérales, de la balnéothérapie et de l'hydrothérapie (Paris, 1896).

LERMOYEZ. — Thérapeutique des maladies des fosses nasales, des sinus de la face et du pharynx nasal (t. I et II, Paris, 1896).

LE JUGE DE SEGRAIS. — Du humage à Bagnères-de-Luchon (Luchon, 1892).

LENNOX BROWNE. — Traité des maladies du larynx, du pharynx et des fosses nasales (Paris, 1891).

LUBET-BARBON. — Traitement des maladies des oreilles (in *Traité de Thérapeutique appl.*, de A. Robin, Paris, 1897).

LANCEREAUX. — Traitement des maladies de l'appareil respiratoire (in *Traité de Thérap. appl.*, de A. Robin, Paris, 1897).

MORICE. — Contribution à l'étude du bain prolongé (in *Ann. Hydr.*, 1888).

MENIÈRE. Traitement des maladies des oreilles (in *Traité de Thérapeutique appliquée*, de A. Robin, Paris, 1897).

MIRONOFF. — Les bains tièdes et chauds pendant la menstruation (Ejenedelnik, 1895).

NIEPCE. — Les douches pharyngiennes d'Allevard (in *Ann. Hydr.*, 1894).

PFEIFFER. — L'influence des bains chauds sur l'élimination de l'urée et de l'acide urique (Analyse in *Ann. Hydr.*, 1896).

PÉRIER. — Des stations médicales dans les maladies des enfants : climatothérapie, hydrothérapie, eaux minérales et bains de mer (Paris, 1896).

PROUST. — De l'emploi des eaux minérales contre la goutte (*France médicale*, 1896).

RANSE (DE). — Étude physiologique et clinique sur les phénomènes d'excitation produits par une série de bains tempérés dans une eau minérale à faible minéralisation (in *Ann. Hydr.*, 1879).

— Que doit-on entendre par cure thermale ou hydro-minérale? — (in *Ann. Hydr.*, 1883).

ROYER. — De l'angine glanduleuse et de l'angine interstitielle, du traitement de ces angines au moyen des eaux de Challes (Paris, 1886).

— La médication de Challes (Paris, 1891).

ROBIN. — Action physiologique de l'azote (in *Ann. Hydr.*, 1897).

SÉNAC-LAGRANGE. — Des phtisies constitutionnelles et de leur traitement par les eaux sulfureuses de Cauterets (in *Ann. Hydr.*, 1883).

— Des bronchites constitutionnelles et de leur traitement par les eaux sulfureuses (in *Ann. Hydr.*, 1883).

— Considérations sur les espèces en angines, notamment les angines folliculeuses et granuleuses (in *Ann. Hydr.*, 1890).

SERVAJAN. — Rôle de l'acide carbonique dans les affections des voies respiratoires (in *Ann. Hydr.*, 1884).

TILLOT. — Du coryza chronique envisagé au point de vue du traitement thermal (in *Ann. Hydr.*, 1894).

ZABOLOTNY. — Les sulfo- et les hydrosulfo-bactéries (*Archives russes de pathologie, de médecine clinique et de bactériologie*, 1896).

TABLE DES MATIÈRES

CHAPITRE IV

APPLICATION DES EAUX SULFUREUSES AU TRAITEMENT DES MALADIES DU PHARYNX

CHAPITRE V

APPLICATION DES EAUX SULFUREUSES AU TRAITEMENT DES MALADIES DU LARYNX

CHAPITRE VI

APPLICATION DES EAUX SULFUREUSES AU TRAITEMENT DES MALADIES DE L'OREILLE

ÉVREUX, IMPRIMERIE DE CHARLES HÉRISSEY

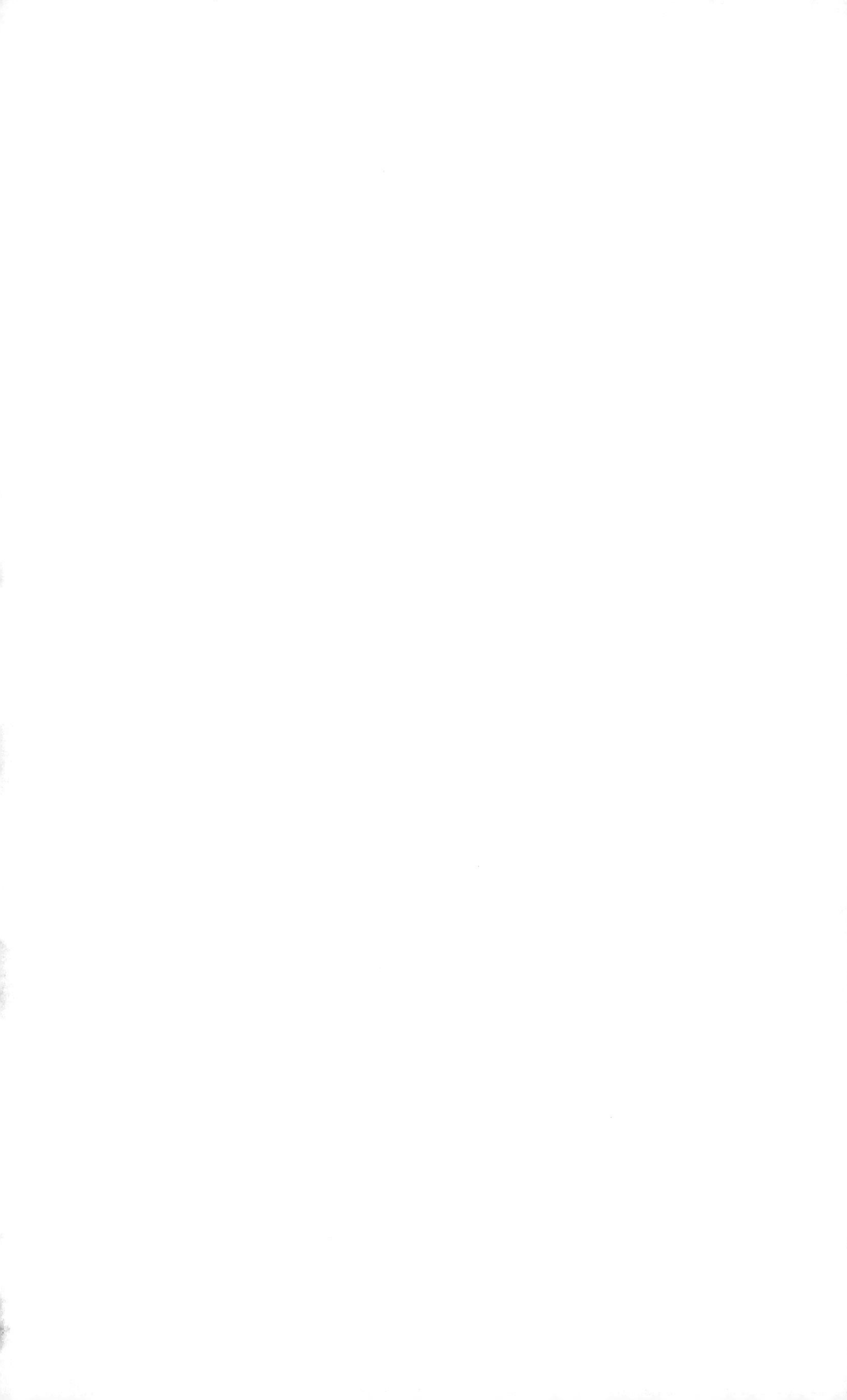

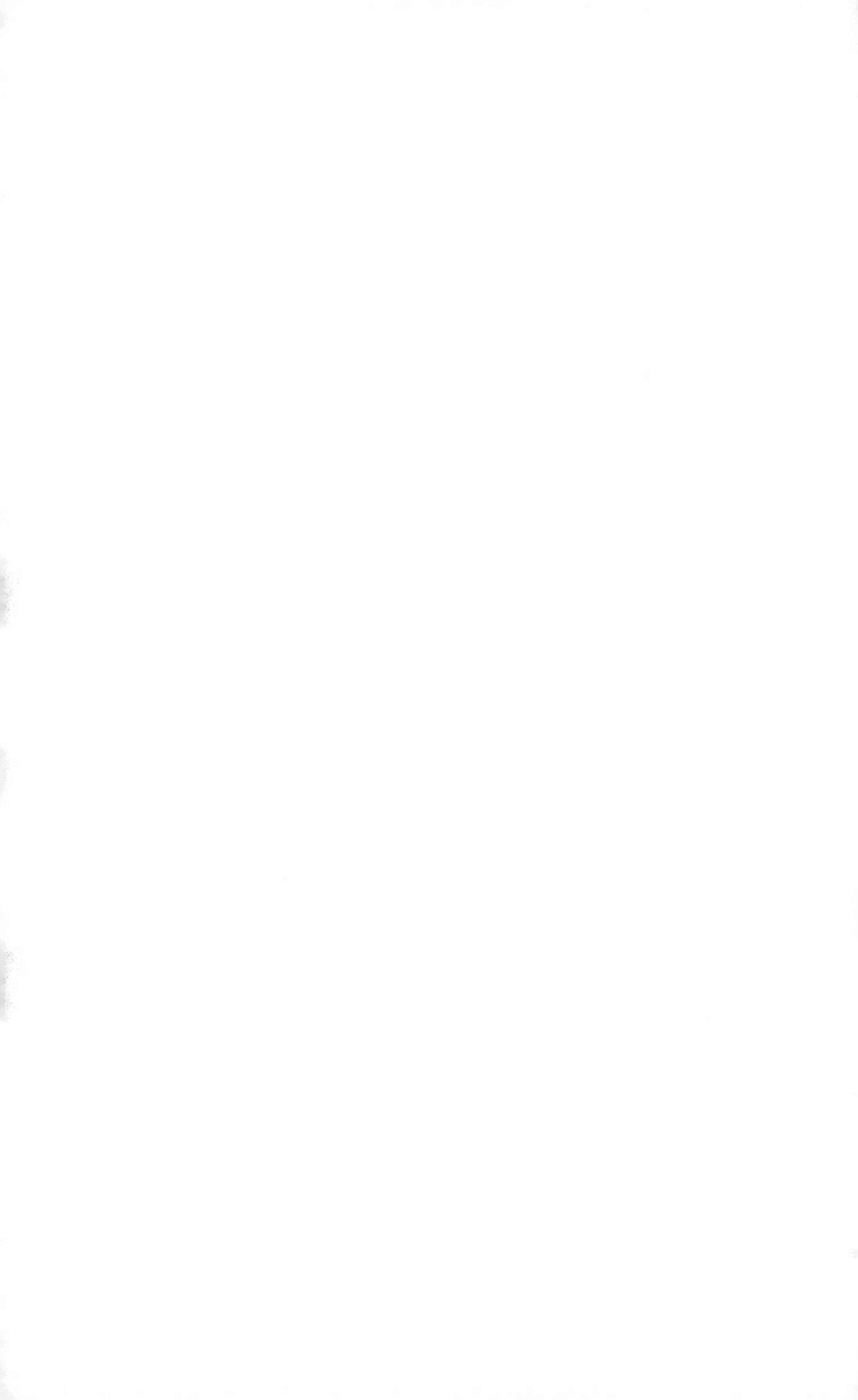

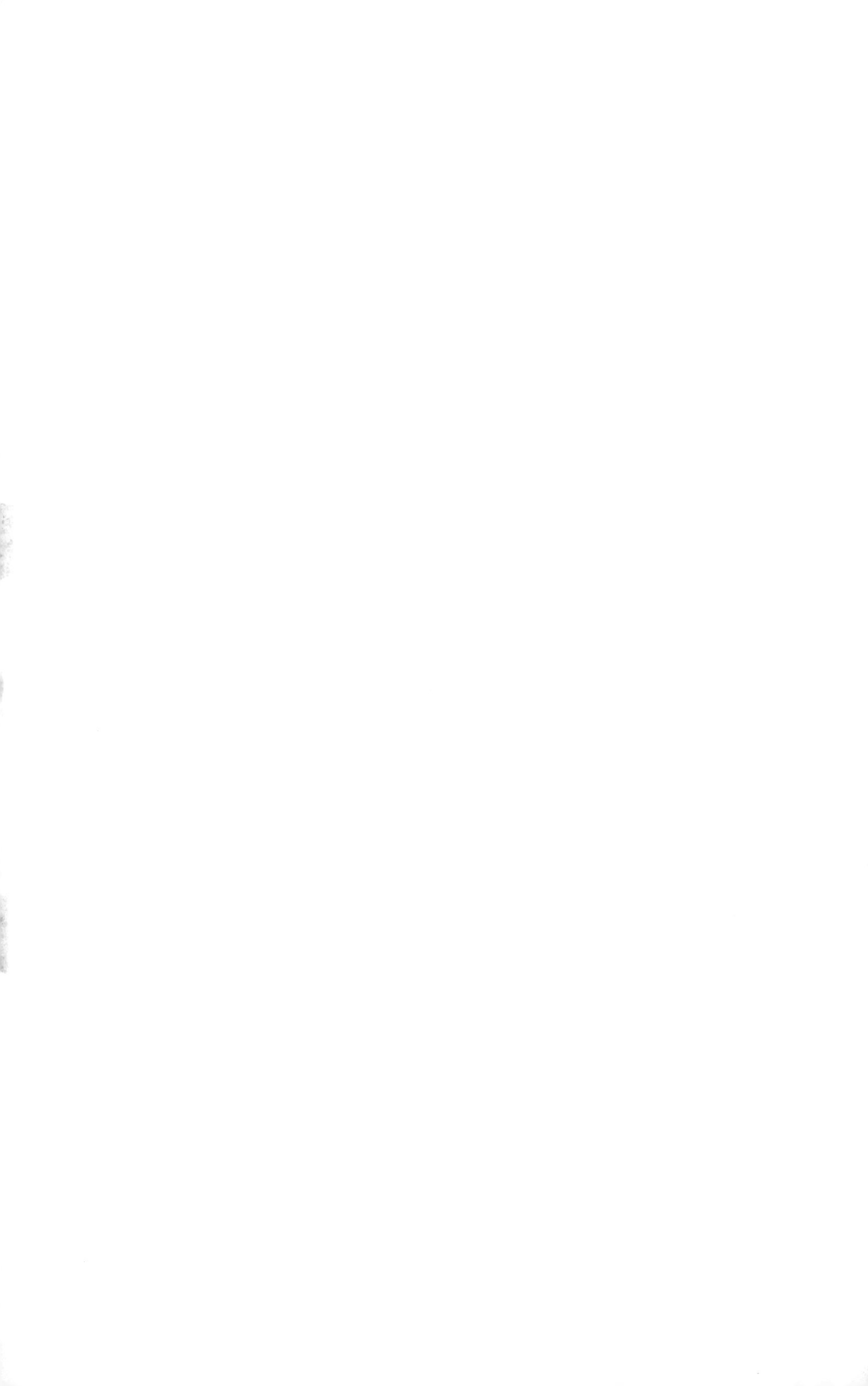

www.ingramcontent.com/pod-product-compliance
Ingram Content Group UK Ltd.
Pitfield, Milton Keynes, MK11 3LW, UK
UKHW020342230726
13925UKWH00003B/924